Bhuvan Nagpal
Usha Hegde
Madhuri Kulkarni

Seropositividade à hepatite B e estado imunitário em estudantes de medicina dentária

Bhuvan Nagpal
Usha Hegde
Madhuri Kulkarni

Seropositividade à hepatite B e estado imunitário em estudantes de medicina dentária

Um estudo transversal de seroprevalência

ScienciaScripts

Imprint

Any brand names and product names mentioned in this book are subject to trademark, brand or patent protection and are trademarks or registered trademarks of their respective holders. The use of brand names, product names, common names, trade names, product descriptions etc. even without a particular marking in this work is in no way to be construed to mean that such names may be regarded as unrestricted in respect of trademark and brand protection legislation and could thus be used by anyone.

Cover image: www.ingimage.com

This book is a translation from the original published under ISBN 978-3-659-83216-1.

Publisher:
Sciencia Scripts
is a trademark of
Dodo Books Indian Ocean Ltd. and OmniScriptum S.R.L publishing group

120 High Road, East Finchley, London, N2 9ED, United Kingdom
Str. Armeneasca 28/1, office 1, Chisinau MD-2012, Republic of Moldova, Europe
Printed at: see last page
ISBN: 978-620-8-18022-5

ÍNDICE DE CONTEÚDOS

1. <u>INTRODUÇÃO</u>

A infeção por hepatite B é um dos principais problemas de saúde pública a nível mundial e é a décima principal causa de morte. Segundo a OMS, a infeção por hepatite B é a infeção hepática mais comum do mundo, causada pelo vírus da hepatite B (VHB). Em todo o mundo, mais de dois mil milhões de pessoas têm indícios de infeção passada ou recente pelo VHB e há mais de 350 milhões de portadores crónicos desta infeção. Consequentemente, cerca de 600 000 pessoas morrem todos os anos de doença hepática relacionada com o VHB ou de carcinoma hepatocelular no mundo. Na Índia, a prevalência da hepatite B na população em geral varia entre 2 e 8%, o que coloca a Índia numa zona endémica intermédia para o VHB.[1]

A proporção anual de profissionais de saúde expostos a agentes patogénicos transmitidos pelo sangue é de 5,9% para o VHB. Nas regiões em desenvolvimento, 40%-65% das infecções por VHB em profissionais de saúde ocorreram devido a exposição profissional per-cutânea. Em contrapartida, nas regiões desenvolvidas, a fração de HBV foi inferior a 10%, em grande parte devido à imunização e à profilaxia pós-exposição.[2] Os estudos demonstraram que o risco de desenvolver hepatite clínica entre os profissionais de saúde que sofreram ferimentos provocados por agulhas contaminadas com sangue contendo VHB é variável entre 1-6% (se a fonte for HBeAg negativa) e 22-31% (se a fonte for HBeAg positiva).[3,4]

Apesar de vários fluidos corporais conterem HBsAg, o sangue contém os títulos mais elevados de HBV e é o veículo mais importante de transmissão nos contextos de cuidados de saúde.[5] O VHB é altamente contagioso e é 50-100 vezes mais infecioso do que o VIH. Além disso, apesar da disponibilidade da vacina contra a hepatite B desde 1982, uma grande proporção de Os profissionais de saúde, na maioria dos países, ainda não estão vacinados. A percentagem varia entre os 18% mais baixos em África e os 77% mais elevados na Austrália e na Nova Zelândia.[2]

Os cirurgiões-dentistas são os profissionais de saúde que mais lidam com sangue e saliva durante a realização de intervenções cirúrgicas relacionadas com a região dento-maxilofacial, pelo que as probabilidades de infecções transmitidas pelo sangue, especialmente da hepatite B, são muito elevadas. Assim, este estudo teve como objetivo estimar a prevalência e o grau de infeção viral da hepatite B, o estado de vacinação e a eficácia da vacina. Ao fazê-lo, visava também educar, consciencializar e sensibilizar os estudantes de medicina dentária para a infeção pelo VHB. Além disso, os indivíduos não vacinados foram motivados para práticas de precaução e segurança contra a infeção pelo VHB.

2. <u>OBJECTIVOS E METAS</u>

1. Detetar a seroprevalência do HBsAg entre os estudantes de medicina dentária não vacinados.

2. Estimar os títulos de anticorpos anti-HBs em estudantes de medicina dentária vacinados e a seroprevalência de HBsAg naqueles com títulos de anticorpos inadequados.

3. Estimar o grau de replicação viral nos casos positivos para HBsAg, caso existam.

4. Educar, consciencializar e sensibilizar os estudantes de medicina dentária sobre a infeção pelo VHB e a vacinação.

3. <u>REVISÃO DA LITERATURA</u>

A hepatite é um termo geral que significa inflamação do fígado e pode ser causada por uma variedade de vírus diferentes, tais como os vírus da hepatite A, B, C, D e E. Uma vez que o desenvolvimento de iterícia é uma caraterística da doença hepática, um diagnóstico correto só pode ser feito através da análise do soro dos doentes para detetar a presença de antigénios ou anticorpos anti-virais específicos.[6,7,8] Das muitas causas virais da hepatite humana, poucas são de maior importância global do que o vírus da hepatite B s (HBV).[9]

A hepatite B é uma doença infecciosa grave e comum do fígado, que afecta milhões de pessoas em todo o mundo. A hepatite B é também designada por hepatite de tipo B, hepatite sérica ou iterícia sérica homóloga. As consequências patológicas graves de infecções persistentes pelo VHB incluem o desenvolvimento de insuficiência hepática crónica, cirrose e carcinoma hepatocelular (CHC). Além disso, os portadores do VHB podem transmitir a doença durante muitos anos.[6,7,8,9] A infeção ocorre muito frequentemente na primeira infância, quando é assintomática, e conduz frequentemente ao estado de portador crónico. Mais de 2 000 milhões de pessoas atualmente vivas foram infectadas pelo VHB em algum momento das suas vidas. Destes, cerca de 330 milhões permanecem infectados cronicamente e tornam-se portadores do vírus.[6,7] Três quartos da população mundial vivem em zonas onde se registam níveis elevados de infeção. Todos os anos ocorrem mais de 4 milhões de casos clínicos agudos de VHB, cerca de 25% dos portadores, e a morte de cerca de 1 milhão de pessoas por ano, devido a hepatite crónica ativa, cirrose ou cancro primário do fígado.[10]

Antecedentes históricos

Nos escritos de Hipócrates, foi feita uma referência em 1894 como iterícia infecciosa (iterícia). No início deste século, M.C. Donald postulou que a iterícia infecciosa era provavelmente causada por um agente mais pequeno do que as bactérias. Durante a Segunda Guerra Mundial, a etiologia viral foi finalmente estabelecida por experiências bem sucedidas em voluntários humanos.[11] Estudos semelhantes também confirmaram a existência de duas formas epidemiológica e imunologicamente distintas de hepatite. A descoberta do agente infecioso associado à Hepatite B e a elucidação de um novo mecanismo para a sua disseminação são a consequência de uma série de estudos efectuados por muitos investigadores. Em 1963, o Dr. Brauch S. Blumberg, que trabalhava em Filadélfia, observou uma banda de precipitação invulgar quando o soro de um doente hemofílico transfundido reagiu com o de um aborígene australiano. O antigénio reagente do soro de um aborígene foi denominado "Antigénio da Austrália" e, posteriormente, foi estabelecida a relação entre o antigénio da Austrália e a hepatite viral aguda.[12] Uma observação semelhante da associação entre a hepatite B e o antigénio australiano foi também postulada de forma independente. Quando o antigénio da Austrália foi detectado no técnico de laboratório que manuseava o antigénio da Austrália e os produtos sanguíneos, verificou-se que o antigénio está associado a um longo período de incubação da hepatite e que é um bom marcador imunológico do vírus da hepatite B.[13,14] Para além do antigénio Austrália, foram descritos dois outros antigénios em associação com o vírus da hepatite B; Almedia descreveu um antigénio central (HBcAg) em 1972, tendo sido encontrado um terceiro antigénio designado por antigénio "e" (HBeAg) utilizando a técnica de imunodifusão em soros positivos para o antigénio de superfície da hepatite B.[15]

Epidemiologia

O mundo pode ser dividido em três áreas onde a prevalência da infeção crónica pelo VHB é elevada (> 8%), intermédia (2-8%) e baixa (< 2%).[7,16] As taxas mais elevadas de portadores do HBsAg encontram-se nos países em desenvolvimento com instalações médicas primitivas ou limitadas. Em áreas da África e da Ásia, a infeção generalizada pode ocorrer na infância. A prevalência é mais baixa em países com os mais elevados padrões de vida, como a Grã-Bretanha, o Canadá, os Estados Unidos, a Escandinávia e algumas outras nações europeias. Na América do Norte, a infeção é mais comum em adultos jovens. Nos EUA e no Canadá, a evidência serológica de infeção anterior varia consoante a idade e a classe socioeconómica. Em geral, 5% da população adulta dos EUA tem anti-HBc e 0,5% é HBsAg positivo. Nos países desenvolvidos, a exposição ao VHB pode ser comum em determinados grupos de alto risco. Os adultos infectados com o VHB adquirem geralmente hepatite B aguda e recuperam, mas 5 a 10% desenvolvem o estado de portador crónico. As crianças infectadas raramente desenvolvem doença aguda, mas 25 a 90% tornam-se portadoras crónicas. Cerca de 25% dos portadores morrerão de cirrose ou de cancro primário do fígado na idade adulta.[7]

Embora a Ásia do Sul, incluindo a Índia, tenha sido agrupada como países com endemicidade intermédia, a enorme população da região representa uma grande parte de todo o grupo de portadores de HBV do mundo.[17] A Índia tem mais de 40 milhões de portadores do VHB e representa 10-15% de todo o grupo de portadores do VHB no mundo. Dos 25 milhões de bebés nascidos na Índia, estima-se que mais de 1 milhão correm o risco de desenvolver infeção crónica pelo VHB ao longo da vida. Todos os anos, mais de 1,00,000

Os indianos morrem devido a doenças relacionadas com a infeção pelo VHB.[18,19] Há relatos de uma taxa global de positividade do HBsAg que varia entre 2-4,7%.[20,21] Foi notificada uma elevada endemicidade da infeção pelo VHB em populações tribais da Índia, nas quais as tribos das ilhas Andaman e Nicobar apresentam níveis muito elevados de positividade do HBsAg, que variam entre 23,3% e 33%.[22,23] Existem focos hiperendémicos de infeção pelo VHB em partes de Arunachal Pradesh e Manipur.[24,25]

Etiologia

A hepatite B é causada pelo vírus da hepatite B (VHB), um vírus envelopado que contém um genoma de ADN circular de cadeia parcialmente dupla e está classificado na família dos hepadnavírus. O vírus interfere com as funções do fígado ao replicar-se nos hepatócitos. O sistema imunitário é então ativado para produzir uma reação específica para combater e possivelmente erradicar o agente infecioso. Como consequência dos danos patológicos, o fígado fica inflamado. O VHB pode ser a causa de até 80% de todos os casos de carcinoma hepatocelular em todo o mundo, ficando apenas atrás do tabaco entre os carcinogéneos humanos conhecidos.[6,7,8,10]

Modos de transmissão

Atualmente, existem quatro modos de transmissão reconhecidos: [6,26]

1. Da mãe para o filho no momento do nascimento (perinatal)

2. Por contacto com uma pessoa infetada (horizontal)

3. Por contacto sexual

4. Por exposição parentérica (de sangue para sangue) a sangue ou outros fluidos
infectados.

O VHB não é transmitido por alimentos ou água contaminados, insectos ou outros
vectores. O HBsAg foi encontrado em todas as secreções e excreções corporais. No
entanto, apenas o sangue, os fluidos vaginais e menstruais e o sémen demonstraram
ser infecciosos. A transmissão ocorre por exposição percutânea e permucosa a fluidos
corporais infecciosos. As exposições percutâneas que resultaram na transmissão do
VHB incluem a transfusão de sangue ou de produtos sanguíneos não rastreados, a
partilha de agulhas de injeção não esterilizadas para uso de drogas intravenosas, a
hemodiálise, a acupunctura, a tatuagem e ferimentos provocados por instrumentos
cortantes contaminados sofridos pelo pessoal hospitalar. A transmissão sexual e
perinatal do VHB resulta normalmente da exposição das membranas mucosas a
sangue e fluidos corporais infecciosos. A transmissão perinatal é comum em áreas
hiperendémicas do Sudeste Asiático e do Extremo Oriente, especialmente quando as
mães portadoras do HBsAg são também HBeAg positivas.[6,7,8] Infection may also be
transmitted between household contacts and between sexual partners, either
homosexual or heterosexual, and in toddler-aged children in groups with high HBsAg

carrier rates.[6,7] A reutilização da mesma agulha e seringa não esterilizadas para a vacinação de muitas crianças diferentes é responsável por muitas infecções desnecessárias pelo VHB. As pessoas que dependem de transfusões repetidas devem ser vacinadas contra o VHB. O VHB é cerca de 100 vezes mais infecioso do que o VIH.[27]

Papel dos primatas não humanos na transmissão do VHB

Os únicos primatas não humanos que podem desenvolver uma infeção produtiva pelo VHB são os grandes símios (por exemplo, chimpanzés, orangotangos e gorilas).[6] Embora os chimpanzés possam ser infectados na natureza, não há provas de que sejam fontes importantes de infecções humanas, porque a transmissão a partir de indivíduos infectados requer padrões específicos de contacto íntimo.[8] As infecções experimentais de macacos lanudos, micos e outras espécies de primatas têm sido geralmente insatisfatórias.[28]

Suscetibilidade à infeção

Apenas as pessoas que foram vacinadas com sucesso ou que desenvolveram anticorpos anti-HBs após a infeção pelo VHB são imunes à infeção pelo VHB. As pessoas com imunodeficiência congénita ou adquirida, infeção por VIH, pessoas com imunossupressão e doença linfoproliferativa, doentes tratados com medicamentos imunossupressores e esteróides e doentes em hemodiálise de manutenção têm maior probabilidade de desenvolver uma infeção persistente pelo VHB. Após uma infeção aguda pelo VHB, o risco de desenvolver uma infeção crónica varia inversamente com a idade. A infeção crónica pelo VHB ocorre em cerca de 90% dos bebés infectados à nascença, em 25-50% das crianças infectadas com 1-5 anos de idade e em cerca de 1-5% das pessoas infectadas em crianças mais velhas e adultos. A infeção crónica pelo VHB também é comum em pessoas com imunodeficiência.[6,7,9,26]

Grupos de risco[6]

Os grupos de pessoas que correm o risco de contrair o VHB são os bebés nascidos de mães infectadas, as crianças pequenas que frequentam creches ou residências com outras crianças em zonas endémicas, os contactos sexuais/domésticos de pessoas infectadas, os profissionais de saúde, os doentes e os empregados de centros de hemodiálise, pessoas que partilham equipamento médico ou dentário não esterilizado, utilizadores de drogas injectáveis que partilham agulhas não esterilizadas, pessoas que praticam ou recebem acupunctura e/ou tatuagem com dispositivos médicos não esterilizados, pessoas que vivem em regiões ou viajam para regiões com hepatite B endémica e heterossexuais e homens homossexuais.

A exposição frequente e rotineira a sangue ou soro é o denominador comum da exposição profissional no sector dos cuidados de saúde. Cirurgiões, dentistas, cirurgiões orais, patologistas, pessoal do bloco operatório e das urgências e trabalhadores de laboratórios clínicos que manuseiam sangue são os que correm maior risco.[26]

VÍRUS DA HEPATITE B

O vírus da hepatite B, um hepadnavírus, é um vírus de ADN de cadeia parcialmente dupla com 42 nm, composto por um núcleo de nucleocápside de 27 nm (HBcAg), rodeado por uma capa lipoproteica exterior (também designada envelope) que contém o antigénio de superfície (HBsAg).[6,7,8,9]

O HBV intracelular não é citopático e causa pouco ou nenhum dano à célula. Os viriões têm 42 nm de diâmetro e possuem um nucleocapsídeo isométrico ou "núcleo" de 27 nm de diâmetro, rodeado por um revestimento exterior com cerca de 4 nm de espessura. A proteína do revestimento do virião é denominada "antigénio de superfície" ou HBsAg. Por vezes, estende-se como uma cauda tubular num dos lados da partícula do vírus. O antigénio de superfície é geralmente produzido em grande excesso e encontra-se no sangue de indivíduos infectados sob a forma de partículas filamentosas e esféricas. As partículas filamentosas são idênticas às "caudas" dos viriões - variam em comprimento e têm um diâmetro médio de cerca de 22 nm. Por vezes, apresentam estrias transversais regulares e não helicoidais.[6,7,9]

(a) Morfologia e propriedades físico-químicas

O exame ultra-estrutural de soros de doentes com hepatite B revela três formas morfológicas distintas.[6] As mais abundantes são partículas pequenas, esféricas e não infecciosas, contendo HBsAg, que medem 17 a 25 nm de diâmetro. Em alguns soros, foram detectadas concentrações de 10^{13} partículas por ml ou superiores. Estas partículas têm uma densidade de flutuação de 1,18 g/cm^3 em CsCl, o que reflecte a presença de lípidos, e um coeficiente de sedimentação que varia entre 39 e 54 S. São também observadas formas tubulares e filamentosas de vários comprimentos, mas com um diâmetro comparável ao das partículas pequenas. Contêm igualmente polipéptidos de HBsAg.[6,8] A terceira forma morfológica, o virião da hepatite B de 42 nm, é uma partícula complexa, esférica, com dupla casca, que consiste num invólucro exterior que contém lípidos derivados do hospedeiro e todos os polipéptidos do gene S, as proteínas de superfície grande (L), média (M) e pequena (S), também conhecidas como pré-S1, pré-S2 e HBsAg. No interior da esfera existe um núcleo interno denso em electrões ou nucleocápside com um diâmetro de 27 nm. O nucleocapsídeo contém as proteínas do núcleo HBcAg, um genoma de ADN viral de 3,2 kb, circular, parcialmente de cadeia dupla, uma enzima endógena de ADN polimerase (transcriptase reversa) e atividade de proteína quinase.[6,7,8] O soro dos doentes infectados pode conter até 10^{10} viriões infecciosos por ml. O virião completo tem uma densidade de flutuação de cerca de 1,22 g/cm^3 em CsCl e um coeficiente de sedimentação de 280 S em gradientes de sacarose.[6]

(b) Antigenicidade

As três proteínas de revestimento do VHB contêm HBsAg, que é altamente imunogénico e induz anti-HBs (imunidade humoral). As proteínas virais estruturais induzem linfócitos T específicos, capazes de eliminar as células infectadas pelo VHB (células T citotóxicas; imunidade celular).[6,29] O HBsAg é heterogéneo do ponto de vista antigénico, com um antigénio comum designado a, e dois pares de antigénios mutuamente exclusivos, d e y, e w (incluindo vários subdeterminantes) e r, resultando em 4 subtipos principais: adw, ayw, adr e ayr.[7,8]

O antigénio c (HBcAg) está presente na superfície das partículas do núcleo. O HBcAg e as partículas do núcleo não estão presentes no sangue de forma livre, mas encontram-se apenas como componentes internos das partículas do vírus. O antigénio do núcleo partilha as suas sequências com o antigénio e (HBeAg), identificado como um antigénio solúvel, mas não se observa qualquer reatividade cruzada entre as duas proteínas.[7,8] Os oligopeptídeos virais de 8-15 aminoácidos são carregados nas moléculas MHC de classe I da célula hospedeira e são transportados para a superfície da célula. Os linfócitos T específicos do VHB podem então detetar as células infectadas e destruí-las. Esta eliminação celular desencadeada por células inflamatórias pode resultar em hepatite aguda. Se o VHB não for eliminado, prevalece um equilíbrio delicado entre a replicação viral e a imunodefesa, que pode conduzir a uma hepatite crónica e a uma cirrose hepática. Nas células cronicamente infectadas, o ADN do VHB pode integrar-se no ADN da célula hospedeira. Como consequência a longo prazo, a integração pode levar ao carcinoma hepatocelular.[6,7]

(c) Estabilidade

A estabilidade do HBV nem sempre coincide com a do HBsAg. A exposição ao éter, ao ácido (pH 2,4 durante pelo menos 6 h) e ao calor (98°C durante 1 min; 60°C durante 10 h) não destrói a imunogenicidade ou a antigenicidade. No entanto, a inativação pode ser incompleta nestas condições se a concentração de vírus for excessivamente elevada.[6] A antigenicidade e, provavelmente, a infecciosidade são destruídas após exposição do HBsAg a hipoclorito de sódio a 0,25% durante 3 min. A infecciosidade perde-se após autoclavagem a 121°C durante 20 min ou tratamento térmico seco a 160°C durante 1 h.[6,8] O HBV é também inactivado por exposição a hipoclorito de sódio (500 mg de cloro livre por litro) durante 10 min, glutaraldeído aquoso a 2% à temperatura ambiente durante 5 min e tratamento térmico a 98°C durante 2 min. O VHB mantém a infecciosidade quando armazenado a 30°C a 31°C durante pelo menos 6 meses e quando congelado a -15°C durante 15 anos. O VHB presente no sangue pode resistir à secagem numa superfície durante pelo menos uma semana.[6,8]

(d) Ciclo de vida

O virião do VHB liga-se a um recetor na superfície do hepatócito.[9] Foram identificados vários receptores candidatos, incluindo o recetor da transferrina, a molécula recetora de asialoglicoprotien e a endonexina hepática humana. O mecanismo de ligação do HBsAg a um recetor específico para entrar nas células ainda não foi estabelecido. Os nucleocapsídeos virais entram na célula e atingem o núcleo, onde o genoma viral é entregue.[6,7,9] No núcleo, a síntese de ADN de segunda cadeia é concluída e as lacunas em ambas as cadeias são reparadas para produzir uma molécula de ADN circular covalentemente fechada (ccc) superenrolada que serve de modelo para a transcrição de quatro ARN virais com 3,5, 2,4, 2,1 e 0,7 kb de comprimento.[7,8,9] Estes transcritos são poliadenilados e transportados para o citoplasma, onde são traduzidos no nucleocapsídeo viral e no antigénio pré-núcleo (C, pré-C), na polimerase (P), no envelope L (grande), M (médio), S (pequeno) e nas proteínas transaccionadoras da transcrição (X).[7,8,9] As proteínas do envelope inserem-se como proteínas integrais de membrana na membrana lipídica do retículo endoplasmático (RE). A espécie de 3,5 kb, que abrange todo o genoma e é denominada RNA pré-genómico (pgRNA), é empacotada juntamente com a polimerase do VHB e uma proteína quinase em partículas centrais, onde serve de modelo para a transcrição reversa do DNA de cadeia negativa. A conversão de ARN em ADN tem lugar no interior das partículas.[7,9]

Os novos nucleocapsídeos virais maduros podem então seguir duas vias intracelulares diferentes, uma das quais leva à formação e secreção de novos viriões, enquanto a outra leva à amplificação do genoma viral dentro do núcleo da célula. Na via de montagem do virião, os nucleocapsídeos chegam ao ER, onde se associam às proteínas do envelope e se transformam no lúmen do ER, a partir do qual são secretados para fora da célula através do aparelho de Golgi.O polipeptídeo do pré-núcleo é transportado para o lúmen do ER, onde os seus terminais amino e carboxi são cortados e a proteína resultante é segregada como antigénio do pré-núcleo (eAg). A proteína X contribui para a eficiência da replicação do VHB ao interagir com diferentes factores de transcrição e é capaz de estimular tanto a proliferação como a morte celular.[7,9]

(e) Imunopatogénese do vírus da hepatite B

A infeção pelo VHB contraída no início da vida pode levar à hepatite crónica, depois à cirrose e, por fim, ao CHC, geralmente após um período de 30 a 50 anos. Uma vez infectados pelo VHB, os homens têm maior probabilidade de permanecer persistentemente infectados do que as mulheres, que têm maior probabilidade de serem infectadas transitoriamente e de desenvolverem anti-HBs. É possível que no homem o VHB não seja carcinogénico por um mecanismo viral direto. Em vez disso, o papel do VHB pode ser o de causar danos crónicos nas células do fígado com respostas associadas do hospedeiro de inflamação e regeneração do fígado que continuam durante muitos anos. Este processo patológico, especialmente quando conduz à cirrose, pode ser carcinogénico sem envolver uma ação oncogénica direta do vírus. Não foi demonstrado qualquer oncogene viral, mutagénese insercional ou ativação viral de genes celulares oncogénicos.[29,30]

A expressão das proteínas do VHB e a libertação de viriões precedem a evidência bioquímica da doença hepática. Além disso, grandes quantidades de antigénio de superfície podem persistir nas células do fígado de muitas pessoas aparentemente saudáveis que são portadoras. Por conseguinte, o VHB não é diretamente citopático.[29] Três mecanismos parecem estar envolvidos na lesão das células hepáticas durante as infecções pelo VHB: o primeiro é uma resposta de células T citotóxicas (CTL) restrita a HLA de classe I dirigida ao HBcAg/HBeAg nos hepatócitos infectados pelo VHB. Um segundo mecanismo possível é um efeito citopático direto da expressão do HBcAg nos hepatócitos infectados.[7,8,30] Um terceiro mecanismo possível é a expressão de alto nível e a secreção ineficiente de HBsAg.[8]

A erradicação da infeção pelo VHB depende do desenvolvimento coordenado e eficiente de respostas imunitárias humorais e mediadas por células contra as proteínas do VHB. Os anticorpos segregados pelos plasmócitos (PC) derivados das células B específicas do antigénio (que normalmente reconhecem os antigénios virais na sua conformação nativa) são os principais responsáveis pela neutralização das partículas virais livres em circulação. As células T citotóxicas (CTL) que reconhecem os antigénios virais endógenos sob a forma de péptidos curtos associados a moléculas de antigénio leucocitário humano (HLA) de classe I na superfície dos hepatócitos infectados (HC) são os principais agentes de eliminação do vírus intracelular. Podem fazê-lo através de, pelo menos, dois mecanismos diferentes: a ligação direta à membrana celular, provocando a apoptose da célula infetada; e a libertação de citocinas solúveis que podem reduzir a expressão dos genes virais, levando à eliminação do vírus intracelular sem destruição da célula infetada. Tanto as funções humorais como as citotóxicas são reguladas de forma mais ou menos rigorosa pelo efeito auxiliar das células T CD4+ (TH) que reconhecem os antigénios virais exógenos, libertados ou segregados pelas células hepáticas, sob a forma de péptidos curtos que se associam a moléculas HLA de classe II no compartimento endossómico das células profissionais de apresentação de antigénios, como as células B, os macrófagos (M0) e as células dendríticas.[29]

Resposta imunitária do hospedeiro

Existem poucas provas de que a imunidade humoral desempenhe um papel importante na eliminação da infeção estabelecida. As respostas imunitárias mediadas por células, particularmente as que envolvem linfócitos T citotóxicos (CTL), parecem ser muito importantes.[8, 30]

As CTLs CD8-positivas, classe I, restritas ao complexo principal de histocompatibilidade (MHC), dirigidas contra as proteínas do nucleocapsídeo do VHB estão presentes no sangue periférico de doentes com hepatite B aguda e em resolução. Estas células são dificilmente detectáveis no sangue de doentes com infeção crónica pelo VHB, o que sugere que a incapacidade de gerar estas células pode predispor a uma infeção persistente, embora a sua ausência no sangue em infecções crónicas possa dever-se ao seu sequestro noutro local. Foram também detectadas CTL contra determinantes da glicoproteína do envelope, que são frequentemente CD4-positivas e restritas ao MHC de classe II. A infeção primária conduz a uma resposta IgM e IgG ao HBcAg pouco depois do aparecimento do HBsAg no soro, no início da hepatite. O anti-HBs e o anti-HBe só aparecem no soro várias semanas mais tarde, quando o HBsAg e o HBeAg já não são detectados, embora em muitos doentes HBsAg-positivos possam ser encontrados complexos HBsAg-anti-HBs no soro.[6,8,30]

Manifestações clínicas

A evolução da hepatite B pode ser extremamente variável.[8] A infeção pelo vírus da hepatite B tem diferentes manifestações clínicas, dependendo da idade do doente no momento da infeção e do seu estado imunitário, bem como da fase em que a doença é reconhecida. Durante a fase de incubação da doença (6 a 24 semanas), os doentes podem sentir-se mal, com possíveis náuseas, vómitos, diarreia, anorexia e dores de cabeça. Os doentes podem então ficar com iterícia, embora a febre baixa e a perda de apetite possam melhorar. Por vezes, a infeção pelo VHB não produz iterícia nem sintomas evidentes.[6,8]

Os casos assintomáticos podem ser identificados através da deteção de alterações bioquímicas ou serológicas específicas do vírus no sangue. Podem tornar-se portadores silenciosos do vírus e constituir um reservatório para posterior transmissão a outras pessoas. A maioria dos doentes adultos recupera completamente da infeção pelo VHB, mas cerca de 5 a 10% não eliminam o vírus e evoluem para portadores assintomáticos ou desenvolvem hepatite crónica que pode resultar em cirrose e/ou cancro do fígado. Raramente, outros podem desenvolver hepatite fulminante e morrer. As pessoas que desenvolvem hepatite crónica podem desenvolver uma doença significativa e potencialmente fatal.[8]

As manifestações extra-hepáticas da hepatite B são observadas em 10-20% dos doentes, que são o Síndroma de Encefalopatia Sérica Transitória. Os complexos imunes (por exemplo, antigénio-anticorpo de superfície) são importantes na patogénese de outras síndromes de doença caracterizadas por lesões graves dos vasos sanguíneos:[8]

- Vasculite necrotizante aguda (Poliarterite Nodosa)
- Glomerulonefrite membranosa
- Acrodermatite papular da infância (síndrome de Gianotti-Crosti)

Espectro da doença hepática após a infeção pelo VHB[29]

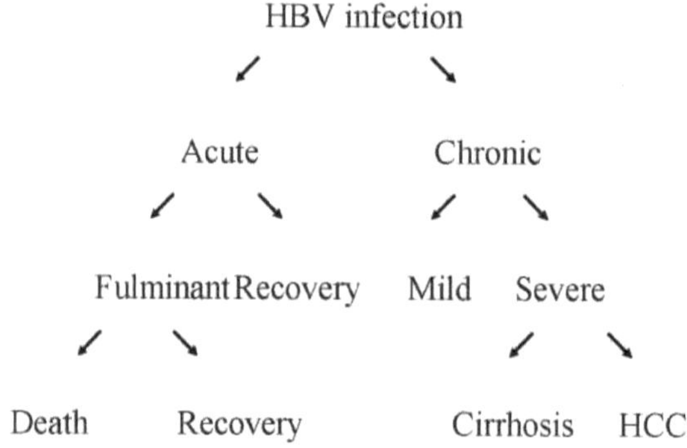

A dose infetante do vírus e a idade da pessoa infetada são factores importantes que se correlacionam com a gravidade da hepatite B aguda ou crónica.[6,8] Apenas uma pequena proporção das infecções agudas pelo VHB é reconhecida clinicamente. Menos de 10% das crianças e 30-50% dos adultos com infeção aguda pelo VHB apresentam doença itérica.[10] A infeção primária pelo VHB pode estar associada a pouca ou nenhuma doença hepática ou a hepatite aguda de gravidade variável, desde ligeira a fulminante.[8] A infeção pelo VHB é transitória em cerca de 90% dos adultos e 10% dos recém-nascidos, sendo persistente nos restantes.[7]

A maioria dos casos de hepatite aguda é subclínica e menos de 1% dos casos sintomáticos são fulminantes.[8] A nível mundial, estima-se que cerca de 330 milhões de pessoas estejam infectadas cronicamente com o VHB.[26] A infeção persistente pelo VHB está por vezes associada a um fígado histologicamente normal e a uma função hepática normal, mas cerca de um terço das infecções crónicas pelo VHB estão associadas a cirrose e CHC.[8]

Diagnóstico

O diagnóstico da hepatite é efectuado através da avaliação bioquímica da função hepática. A avaliação laboratorial inicial deve incluir: bilirrubina total e direta, ALT, AST, fosfatase alcalina, tempo de protrombina, proteínas totais, albumina, globulina, hemograma completo e estudos de coagulação.[6,8] O diagnóstico é confirmado pela demonstração no soro de antigénios e/ou anticorpos específicos. Foram identificados três sistemas antigénio-anticorpo clinicamente úteis para a hepatite B:[8]

- antigénio de superfície da hepatite B (HBsAg) e anticorpo contra o HBsAg (anti-HBs)

- anticorpos (anti-HBc IgM e anti-HBc IgG) contra o antigénio central da hepatite B (HBcAg)

- antigénio E da hepatite B (HBeAg) e anticorpo contra o HBeAg (anti-HBe)

Os testes específicos para partículas de vírus completas ou viriões contendo ADN e

ADN polimerase, bem como para HDAg e ARN do VHD no fígado e no soro estão disponíveis apenas em laboratórios de investigação. O HBsAg pode ser detectado no soro desde várias semanas antes do início dos sintomas até meses após o início. O HBsAg está presente no soro durante as infecções agudas e persiste nas infecções crónicas. A presença do HBsAg indica que a pessoa é potencialmente infecciosa.[6,7,8] Muito cedo no período de incubação, estão presentes os antigénios pré-S1 e pré-S2. Estes nunca são detectados na ausência de HBsAg. Em seguida, são também detectados os viriões da hepatite B, o ADN do VHB, a ADN polimerase e o HBeAg. A presença do HBeAg está associada a uma infecciosidade e gravidade da doença relativamente elevadas.[6,8]

O anti-HBc é o primeiro anticorpo a aparecer. A demonstração de anti-HBc no soro indica infeção pelo VHB, atual ou passada. O anti-HBc IgM está presente em títulos elevados durante a infeção aguda e, normalmente, desaparece no prazo de 6 meses, embora possa persistir em alguns casos de hepatite crónica. Por conseguinte, este teste pode diagnosticar de forma fiável a infeção aguda pelo VHB. O anti-HBc IgG permanece geralmente detetável durante toda a vida. O anti-HBe surge após o anti-HBc e a sua presença está relacionada com uma diminuição da infecciosidade. O anti-HBe substitui o HBeAg na resolução da doença. O anti-HBs substitui o HBsAg quando a infeção aguda pelo VHB está a desaparecer. O anti-HBs persiste geralmente durante toda a vida em mais de 80% dos doentes e indica imunidade.[6,7,8] Os doentes com hepatite aguda que mantêm uma concentração sérica constante de HBsAg, ou cujo HBeAg sérico persiste 8 a 10 semanas após a resolução dos sintomas, são susceptíveis de se tornarem portadores e correm o risco de desenvolver doença hepática crónica. Uma complicação no diagnóstico da hepatite B é a identificação rara de casos em que as mutações virais alteram os antigénios, tornando-os não detectáveis.[6]

Estudos de imunofluorescência, hibridização in situ, imunohistoquímica e microscopia eletrónica de secção fina são utilizados para examinar amostras patológicas quanto à presença de antigénios ou partículas associadas ao VHB, fornecendo informações sobre a relação entre a replicação do ADN do VHB e a expressão do gene do VHB. No hepatócito, o HBsAg localiza-se no citoplasma e o HBcAg é observado no núcleo e/ou no citoplasma. A deteção de viriões completos no fígado é pouco frequente.[6] As técnicas de hibridação do ADN e os ensaios RT-PCR demonstraram que quase todos os doentes HBsAg/HBeAg positivos têm ADN do VHB detetável no soro, ao passo que apenas cerca de 65% dos doentes HBsAg/anti-HBe reactivos são positivos. Todos os doentes que recuperam da hepatite B aguda são negativos para o ADN do VHB. Por outro lado, alguns doentes infectados cronicamente que perderam o HBsAg continuam a ser positivos para o ADN do VHB.[6,8]

Tabela 81:
Interpretação dos marcadores da hepatite B[31]

Marker	Infection		
	Acute	**Chronic**	**Past**
HBsAg	+	+	-
HBeAg	+ early, then -	+/-	-
Anti-HBs	-	-	+
Anti-HBc IgM	+	-	-
Anti-HBc IgG	+	+	+
Anti-HBe	- early, then +	+/-	+
HBV DNA	+ early, then -	+/-	-
ALT	Markedly increased	Mild to moderately increased	Normal

Prevenção

A prevenção da infeção crónica pelo VHB tornou-se uma grande prioridade na comunidade mundial.[7] A imunização com a vacina contra a hepatite B é o meio mais eficaz de prevenir a infeção pelo VHB e as suas consequências.[6,30,31] A imunoglobulina contra a hepatite B (HBIG) protege por imunização passiva se for administrada pouco antes ou pouco depois da exposição ao VHB. Também é administrada em combinação com vacinas contra o VHB a recém-nascidos de mães HBsAg positivas. A proteção é imediata, mas de curta duração. A HBIG não é recomendada como profilaxia pré-exposição devido ao seu elevado custo, disponibilidade limitada e eficácia a curto prazo.[6,31]

A HBIG deve ser administrada a adultos nas 48 horas seguintes à exposição ao VHB. A transmissão materno-neonatal do VHB e o subsequente desenvolvimento de hepatite B crónica em crianças infectadas foram drasticamente reduzidos quando a HBIG foi administrada a recém-nascidos de mães portadoras do VHB em conjunto com a primeira dose da vacina contra o VHB.[6,7]

A vacinação contra o VHB e uma dose de HBIG, administradas nas 24 horas seguintes ao nascimento, são 85 a 95% eficazes na prevenção da infeção pelo VHB e do estado de portador crónico. A vacina contra o VHB, administrada isoladamente a partir das 24 horas após o nascimento, é 70-95% eficaz na prevenção da infeção perinatal pelo VHB. Os programas de imunização infantil de rotina demonstraram que as vacinas atualmente disponíveis conferem tanta proteção aos bebés como uma combinação de vacina e HBIG. Por conseguinte, as despesas adicionais com a administração de HBIG podem ser evitadas.[6] Com a disponibilidade de uma vacina contra a hepatite B e o rastreio obrigatório dos dadores de sangue para a deteção do HBsAg e do anti-HBc, há pouca justificação para a utilização da HBIG na profilaxia pré-exposição, exceto nos indivíduos que não respondem à vacina ou em doentes com doenças que impedem uma resposta (por exemplo, agamaglobulinemia).[6,7,8]

No entanto, existem situações em que a profilaxia pós-exposição é essencial ou desejável. A eficácia parece diminuir rapidamente se a administração for adiada por mais de 3 dias. Atualmente, a imunização passiva é geralmente combinada com a imunização ativa induzida pela vacina, proporcionando uma proteção imediata e uma imunidade mais duradoura.[7] Em 1972, foi introduzido o rastreio de rotina do HBsAg nos dadores de plasma, o que resultou num declínio acentuado da concentração de HBsAg adicionado inadvertidamente aos lotes de dadores destinados à produção de IG. Desde 1977, todos os lotes testados de IG comercial contêm anti-HBs num título de pelo menos 1:100 por RIA. Os efeitos secundários associados à administração de

IG são raros.[6]

A fim de evitar riscos desnecessários de infeção pelo VHB, os doentes que dependem de transfusões recorrentes devem ser vacinados. Devem ser utilizadas precauções universais quando se manuseia sangue humano e fluidos corporais. As precauções específicas incluem a utilização de luvas, vestuário de proteção e máscaras, quando se manipulam materiais potencialmente infecciosos ou contaminados.[6] Não há substituto para uma boa higiene pessoal, uma vigilância rigorosa e medidas de controlo ambiental adequadas para limitar a transmissão. A autoclavagem e a utilização de gás de óxido de etileno são métodos aceites para desinfetar objectos metálicos, instrumentos ou equipamento sensível ao calor.[6]

As vacinas contra a hepatite B foram introduzidas no início da década de 1980. As vacinas recombinantes tornaram-se disponíveis em meados da década de 1980. Mais de 110 países adoptaram uma política nacional de imunização de todos os bebés com a vacina contra a hepatite B. Nas zonas endémicas, estão em curso campanhas de imunização em massa, principalmente no Leste e Sudeste Asiático, na bacia do Pacífico e no Médio Oriente.[16]

As campanhas de vacinação mostraram que o controlo da doença é viável, mesmo em áreas endémicas. Alguns países incorporam a HBIG nas suas estratégias de vacinação. Nas zonas endémicas, a aquisição de vacinas de baixo custo, a educação e a aceitação, a integração da vacina no programa alargado de imunização (PAI), a prevenção da transmissão vertical, as mutações de escape dos anticorpos, a eficácia protetora, a imunidade a longo prazo e o reforço natural são questões e problemas importantes. Uma vez que a maioria dos portadores do VHB não tem consciência da sua condição, mas representa um risco significativo para os profissionais de saúde e outras pessoas expostas ao seu sangue, os profissionais são aconselhados a assumir que todos os doentes são potencialmente infecciosos e devem praticar "precauções universais".[16]

VACINAS

A hepatite B é uma doença que pode ser prevenida por vacinação, mas embora o controlo global da hepatite B seja possível, ainda não foi atingido. De facto, continua a existir um grande número de portadores e o peso da sua doença, pelo que é necessário continuar a envidar esforços para tratar as várias fases da doença.[16]

A vacina contra a HB é a primeira e atualmente a única vacina contra um cancro humano importante. A vacinação é a ferramenta mais eficaz na prevenção da transmissão do VHB e do VHD. As vacinas são compostas pelo antigénio de superfície do VHB (HBsAg) e são produzidas por dois métodos diferentes: derivado do plasma ou ADN recombinante. Quando administrada corretamente, a vacina contra a hepatite B induz proteção em cerca de 95% dos receptores.[16] Há 20 anos que está disponível uma vacina segura e eficaz contra a infeção pelo VHB. A vacina contra o VHB é eficaz na prevenção das infecções pelo VHB quando é administrada antes ou pouco depois da exposição. Pelo menos 85%-90% das mortes associadas ao VHB são evitáveis através da vacina.[7]

Apesar da disponibilidade de uma vacina, a infeção persiste a nível mundial. A vacinação sistemática dos recém-nascidos contra a hepatite B torna supérfluo o rastreio do estado de HBsAg das mulheres grávidas antes do parto.[7] A OMS recomenda que a vacina contra a hepatite B seja incluída nos serviços de imunização de rotina em todos os países. O principal objetivo da imunização contra a hepatite B é prevenir as infecções crónicas pelo VHB que resultam em doença hepática crónica mais tarde na vida. Ao prevenir as infecções crónicas pelo VHB, reduz-se também o principal reservatório de transmissão de novas infecções.[16]

Vacinas derivadas do plasma

Estas vacinas, derivadas do plasma de dadores HBsAg positivos, consistem em partículas de subvirião (22 nm) de HBsAg da hepatite B altamente purificadas, inactivadas pela formalina e/ou pelo calor, adsorvidas com alúmen, isentas de ácido nucleico detetável e, por conseguinte, não infecciosas. As primeiras vacinas contra a hepatite B derivadas do plasma, fabricadas nos EUA e em França, foram autorizadas em 1981-1982 (Heptavax B®, Merck & Co., Hevac B®, Institut Pasteur). Estas vacinas contêm 20 tig/ml de HBsAg e o conservante timerosal numa concentração de 1:20 000.[6,7,32]

Vacinas combinadas

As vacinas HBsAg (HB) podem ser combinadas com outras vacinas, tais como a vacina contra o bacilo de Calmette-Guerin (BCG), a vacina contra o sarampo, papeira e rubéola (MMR), a vacina contra o Haemophilus influenzae b (Hib) e a vacina contra a difteria, tétano e tosse convulsa combinada com a poliomielite (DTPpolio). A SmithKline Beecham oferece uma vacina DTP-HB tetravalente e uma vacina combinada contra a hepatite A e a hepatite B.[6] A vacina combinada contra a hepatite

A e B (Twinrix®, SmithKline Beecham) foi introduzida na Austrália, no Canadá e em alguns países da Europa em 1997. Na sua formulação para adultos, contém 720 U.L. de antigénio da hepatite A (Havrix®) e 20 tig de antigénio de superfície da hepatite B (Engerix®-B) adsorvidos em sais de alumínio.[6]

Os recém-nascidos de mães com HBeAg positivo devem receber uma combinação de imunização passiva e ativa para proporcionar proteção imediata com HBIG nas primeiras 6 horas após o parto, seguida de imunidade a longo prazo com a vacina. Nas doses atualmente recomendadas, a HBIG não interfere com a resposta imunitária ativa da vacina. Quando se contempla a administração simultânea de HBIG e vacina, devem ser utilizados locais diferentes.[6]

Os lotes de vacinas devem ser armazenados a 2-8°C, mas não devem ser congelados. O congelamento destrói a potência da vacina, uma vez que dissocia o antigénio do adjuvante alúmen, interferindo com a imunogenicidade da preparação.[6] A vacina é termoestável e nem a reactogenicidade nem a imunogenicidade são alteradas após aquecimento a 45°C durante 1 semana ou a 37°C durante 1 mês.[7]

Os factores que podem reduzir a imunogenicidade das vacinas contra a hepatite incluem a idade (>40 anos), o sexo, o peso, a genética, a hemodiálise, a infeção pelo VIH, a imunossupressão, o tabagismo, a injeção subcutânea, a injeção nas nádegas, o congelamento da vacina e o calendário acelerado.[6] Um título inicial de anti-HBs >10 mIU/l é considerado protetor. Embora o título inicial de anti-HBs seja seguido por um declínio do anticorpo, desenvolve-se uma resposta anamnéstica rápida após a exposição ao vírus. A duração da imunidade induzida pela vacina é incerta, mas é definitivamente de longo prazo (>15 anos). Atualmente, não existe qualquer recomendação para a administração de doses de reforço, embora estudos futuros possam demonstrar a necessidade de doses de reforço.[6,7,8]

Recomendações para a imunização de pré-exposição com a vacina contra a hepatite B[6]

Aqui está uma lista de grupos para os quais a vacinação pré-exposição é recomendada. Se todos os membros desses grupos forem imunizados, a incidência da hepatite B diminuirá rapidamente. Estes incluem bebés (imunização universal), bebés e adolescentes não vacinados anteriormente (vacinação de recuperação), pessoas com risco profissional (exposição a sangue ou a ambientes contaminados com sangue) e estudantes de profissões da área da saúde antes de terem contacto com sangue, clientes e pessoal de instituições para pessoas com deficiências de desenvolvimento e contactos susceptíveis em programas de cuidados diurnos que estejam em risco acrescido de serem portadores do VHB clientes com comportamento agressivo ou problemas médicos especiais que aumentem o risco de exposição, doentes em hemodiálise, receptores de volumes frequentes e/ou grandes de sangue ou componentes sanguíneos, toxicodependentes susceptíveis de consumir drogas injectáveis, homens ou mulheres sexualmente activos (homens homossexuais e bissexuais) pessoas com doenças sexualmente transmissíveis recentemente adquiridas; prostitutas; heterossexuais promíscuos), reclusos susceptíveis de estabelecimentos prisionais de longa duração com antecedentes de comportamento de alto risco, contactos domiciliários e parceiros sexuais de portadores do VHB.

viajantes internacionais para zonas de elevada endemicidade do VHB, se existirem circunstâncias de risco específicas, e candidatos a transplante antes do transplante.[6]

Segurança das vacinas

Os efeitos secundários são locais, de baixa intensidade e de curta duração, envolvendo uma dor clinicamente insignificante no local da injeção ou uma febre ligeira a moderada durante 12 dias após a injeção.[6,7,8] As pessoas alérgicas aos componentes da vacina devem seguir as recomendações para a utilização da HBIG. Nem a gravidez nem a lactação devem ser consideradas uma contraindicação à vacinação das mulheres.[6,8] A vacinação não prejudica os receptores imunes ao VHB ou portadores do VHB. Podem ser esperadas reacções de hipersensibilidade em alguns indivíduos alérgicos aos antigénios da levedura. A vacina derivada da levedura não é recomendada para esses indivíduos.[7,8] As vacinas contra a hepatite B são seguras, mais de 90% eficazes na prevenção da infeção pelo VHB e particularmente rentáveis. Infelizmente, alegações não fundamentadas de que as vacinas contra a HB podem causar esclerose múltipla estão a reduzir a aceitação desta importante vacina em alguns países.[33]

Imunização contra a hepatite B

Imunização infantil de rotina: A imunização contra a HB de todos os bebés como parte integrante do calendário nacional de imunização deve ser a prioridade máxima em todos os países. Estratégias de imunização adicionais que devem ser consideradas dependendo da epidemiologia da transmissão do VHB num determinado país são:[10]

Prevenção da transmissão perinatal do VHB: A fim de prevenir a transmissão do VHB da mãe para o bebé, a primeira dose da vacina contra o VHB deve ser administrada o mais rapidamente possível após o nascimento (de preferência nas 24 horas seguintes). Em países onde uma elevada proporção de infecções crónicas é adquirida perinatalmente (por exemplo, Sudeste Asiático), deve ser administrada uma dose à nascença aos bebés. Normalmente, é mais viável administrar a vacina contra a HB à nascença quando os bebés nascem em hospitais. Nestes países, devem também ser envidados esforços para administrar a vacina contra a HB o mais rapidamente possível após o parto aos bebés nascidos em casa. Nos países em que uma população menor de infecções crónicas é adquirida perinatalmente (por exemplo, África), a maior prioridade é conseguir uma elevada cobertura de vacinas DTP3 e HB3 entre os bebés. Nestes países, a utilização de uma dose à nascença pode também ser considerada após a avaliação do peso da doença, da relação custo-eficácia e da viabilidade.

Vacinação de recuperação de pessoas idosas: Em países com uma elevada prevalência de infeção crónica pelo VHB (prevalência de HBsAg de 8%), a imunização de recuperação não é normalmente recomendada porque a maioria das infecções crónicas são adquiridas entre crianças com menos de 5 anos de idade e, assim, a vacinação infantil de rotina reduzirá rapidamente a transmissão do VHB. Em países com menor endemicidade de infeção crónica pelo VHB, uma maior proporção de infecções crónicas pode ser adquirida entre crianças mais velhas, adolescentes e adultos; pode ser considerada a imunização de recuperação para estes grupos.

Formulações de vacinas[10]

A vacina contra a hepatite B está disponível em formulações monovalentes que protegem apenas contra a infeção pelo VHB e também em formulações combinadas que protegem contra o VHB e outras doenças. As vacinas monovalentes contra a hepatite B devem ser utilizadas para administrar a dose de nascimento da vacina contra a hepatite B. As vacinas combinadas que incluem a vacina contra a hepatite B não devem ser utilizadas para administrar a dose de nascimento da vacina contra a hepatite B, uma vez que não se recomenda que as vacinas DTP e Hib sejam administradas ao nascimento. As vacinas monovalentes ou combinadas podem ser usadas para doses posteriores no esquema de vacinação contra a hepatite B. As vacinas combinadas podem ser administradas sempre que todos os antigénios da vacina estejam indicados.

Horário[10]

Os calendários da vacina contra a hepatite B são muito flexíveis; assim, existem várias opções para adicionar a vacina aos calendários nacionais de imunização existentes sem exigir visitas adicionais para imunização. Na prática, é geralmente mais fácil se as 3 doses da vacina contra a hepatite B forem administradas ao mesmo tempo que as 3 doses de DTP (Opção I). Este esquema prevenirá as infecções adquiridas durante a primeira infância, que representam a maior parte da carga de doença relacionada com o VHB em países altamente endémicos, e também prevenirá as infecções adquiridas mais tarde na vida.

No entanto, este esquema não previne as infecções perinatais pelo VHB porque não inclui uma dose da vacina contra a hepatite B à nascença. Podem ser utilizadas duas opções de esquemas para prevenir as infecções perinatais pelo VHB: um esquema de

3 doses de vacina monovalente contra a hepatite B, com a dose 1st administrada à nascença e as doses 2nd e 3rd administradas ao mesmo tempo que as doses 1st e 3rd da vacina DTP (Opção II); ou um esquema de 4 doses em que uma dose de vacina monovalente contra a hepatite B à nascença é seguida de 3 doses de uma vacina combinada, por exemplo, a vacina DTP contra a hepatite B (Opção III).por exemplo, a DTP contra a hepatite B (Opção III). O esquema de 3 doses (Opção II) é menos dispendioso, mas pode ser mais complicado de administrar, porque os bebés recebem vacinas diferentes na visita de imunização 2nd do que nas visitas 1st e 3rd . O esquema de 4 doses (Opção III) pode ser mais fácil de administrar na prática, mas é mais caro e os problemas de fornecimento de vacinas podem inviabilizá-lo.

Administração[10]

A vacina contra a hepatite B é administrada por injeção intramuscular na face anterolateral da coxa (lactentes) ou no músculo deltoide (crianças mais velhas). Pode ser administrada com segurança ao mesmo tempo que outras vacinas (por exemplo, DTP, Hib, sarampo, VOP, BCG e febre amarela). Se a vacina contra a hepatite B for administrada no mesmo dia que outra vacina injetável, é preferível administrar as duas vacinas em membros diferentes.

Dosagem[10]

A dose pediátrica padrão é de 0,5 ml.

Tratamento

Atualmente, não existe tratamento para a hepatite B aguda. Pode ser indicado o tratamento sintomático de náuseas, anorexia, vómitos e outros sintomas.[6,7] O tratamento da hepatite B crónica tem por objetivo eliminar a infecciosidade para evitar a transmissão e a propagação do VHB, travar a progressão da doença hepática e melhorar o quadro clínico e histológico, bem como evitar o desenvolvimento de CHC, através da perda de marcadores da replicação do VHB no soro e no fígado, como o ADN do VHB, o HBeAg e o HBcAg. A normalização da atividade da ALT, a resolução da inflamação hepática e a melhoria dos sintomas dos doentes acompanham geralmente estas alterações virológicas.[6,7]

Existem duas classes principais de tratamento:

Antivirais: destinam-se a suprimir ou destruir o VHB, interferindo com a replicação viral.[6]

Moduladores imunitários: destinam-se a ajudar o sistema imunitário humano a montar uma defesa contra o vírus.[6,8]

Nem os corticosteróides, que induzem um aumento da expressão do vírus e dos antigénios virais e uma supressão da função dos linfócitos T, nem o adenina arabinosídeo, o aciclovir ou a dideoxinosina demonstraram ser benéficos para o tratamento da hepatite B crónica.[6,8]

Atualmente, a hepatite B crónica é tratada com interferões. Os únicos aprovados são o interferão-a-2a e o interferão-a-2b. Os interferões apresentam uma variedade de propriedades que incluem efeitos antivirais, imunomoduladores e antiproliferativos. Aumentam a atividade das células T auxiliares, provocam a maturação dos linfócitos

B, inibem os supressores das células T e aumentam a expressão do HLA tipo I. Para serem elegíveis para a terapêutica com interferão, os doentes devem ter uma infeção documentada durante pelo menos seis meses, enzimas hepáticas elevadas (AST e ALT) e um vírus em divisão ativa no sangue (testes HBeAg e/ou HBV DNA positivos). Os doentes com infeção aguda, cirrose em fase terminal ou outros problemas médicos graves não devem ser tratados. O interferão-a-2b produz uma remissão sustentada a longo prazo da doença em 33% dos doentes com hepatite B crónica, com normalização das enzimas hepáticas e perda dos três marcadores de uma infeção ativa (HBeAg, HBV DNA e HBsAg). A eliminação completa do vírus é conseguida em alguns doentes cuidadosamente selecionados.[6,7,8,31]

A terapêutica com interferão em doentes com cirrose relacionada com o VHB diminui significativamente a taxa de CHC, particularmente em doentes com uma maior quantidade de ADN do VHB no soro. Em doentes com cirrose compensada HBeAg-positiva, a remissão virológica e bioquímica após a terapêutica com interferão está associada a uma melhor sobrevivência. Em doentes com infeção crónica pelo VHB, a eliminação do HBeAg após o tratamento com interferão-a está associada a melhores resultados clínicos.[6,7,8] A duração padrão da terapêutica é considerada de 16 semanas. Os doentes que apresentam um baixo nível de replicação viral no final do regime padrão são os que mais beneficiam de um tratamento prolongado.[18, 32]

A perda permanente do DNA do VHB e do HBeAg é considerada uma resposta ao tratamento antiviral, uma vez que este resultado está associado a uma melhoria dos danos necro-inflamatórios e a uma redução da infecciosidade. O interferão em doses elevadas provoca febre, fadiga, mal-estar e supressão da contagem de glóbulos brancos e de plaquetas. Estes efeitos são reversíveis quando a terapêutica é interrompida.[30]

Um novo tratamento introduzido recentemente para a hepatite B crónica em adultos com evidência de replicação viral do VHB e inflamação hepática ativa é o EPIVIR - HBV (lamivudina, Glaxo Wellcome). A dose oral recomendada de 100 mg, uma vez por dia, sob a forma de comprimidos, é fácil de tomar e geralmente bem tolerada, embora a segurança e a eficácia do tratamento para além de um ano não tenham sido estabelecidas.[6,31]

Considerações especiais e implicações para a gestão do VHB no cenário indiano[34-37]

A terapêutica para o VHB é dispendiosa e, frequentemente, prolonga-se por toda a vida. Os factores que afectam o tratamento da hepatite B na Índia estão relacionados com as caraterísticas epidemiológicas, as caraterísticas do vírus e do hospedeiro e as limitações financeiras. Alguns destes factores são os seguintes

- Embora o modo de transmissão predominante seja o horizontal, relatórios recentes sobre a elevada prevalência de replicação do VHB sugerem que pode ocorrer uma transmissão significativa através da via vertical, sublinhando assim a importância da imunização universal à nascença.

- Os genótipos mais comuns registados na Índia são o genótipo A, seguido do D, tendo o genótipo C sido registado no leste da Índia. A distribuição dos genótipos é relevante tanto para a prevenção da transmissão como para a gestão da hepatite B crónica.

- Os diferentes genótipos podem ser transmitidos preferencialmente por modos diferentes. As bolsas de elevada prevalência do genótipo C em Arunachal Pradesh têm uma elevada prevalência do VHB. O genótipo C é mais prevalente em zonas altamente endémicas, onde a transmissão vertical é o principal modo de transmissão. É, por conseguinte, importante assegurar a imunização universal a partir destas zonas com transmissão vertical do VHB.

- Os genótipos A e B do VHB demonstraram estar associados a taxas mais elevadas de seroconversão anti-HBe e de perda de HBsAg do que os genótipos D e C, respetivamente, após o tratamento com PEG-IFN a.46-49 Assim, em doentes sem restrições de custos, a PEG-IFN a pode ser uma opção razoável para os doentes indianos com genótipo A.

- No entanto, muitos doentes não conseguem sequer pagar a avaliação do VHB, já para não falar do custo da terapêutica com PEG-IFN a. Por conseguinte, poderá ser necessário alterar as diretrizes padrão para reduzir os custos:

- Em doentes HBeAg positivos com ALT elevada que estejam a planear uma terapêutica com NA, poderia evitar-se a monitorização frequente ou mesmo inicial do ADN do VHB.

- Uma vez que a resistência à telbivudina é baixa em doentes com baixa viremia de base (< 2 x 108 UI/mL para os doentes com HBeAg positivo e < 2 x 106 UI/mL para os doentes com HBeAg negativo), pode ser considerada como terapêutica de primeira linha nesses doentes para conter os custos a longo prazo da terapêutica com NA.

- Na resistência à lamivudina, a adição de adefovir, em vez de mudar para tenofovir, pode conter os custos.

- Existem algumas provas de que, entre os doentes asiáticos (doentes infectados com os genótipos B e C do VHB), um nível de HBsAg inferior a 100 UI/mL pode prever um menor risco de recaída e pode ser considerada a interrupção do tratamento. Devem ser encorajados estudos semelhantes em doentes indianos com genótipo A e D dominante para identificar os doentes em que os custos podem ser reduzidos através da interrupção da NA.

- Devem ser encorajados mais ensaios de terapêutica com interferão convencional de baixa dose em doentes indianos.

- Poderá haver mérito em considerar protocolos de transplante hepático sem imunoglobulina da hepatite B utilizando análogos de nucleósidos para prevenir a recorrência viral no enxerto.

- É necessário um esforço concertado por parte da fraternidade médica para proporcionar uma imunização universal contra o VHB

Diretrizes para medidas epidémicas[8,16]

1. Quando dois ou mais casos ocorrem em associação com alguma exposição comum, deve ser efectuada uma pesquisa de casos adicionais.

2. Introdução de técnicas assépticas rigorosas. Se um derivado do plasma, como o fator anti-hemofílico, o fibrinogénio, o plasma combinado ou a trombina, estiver implicado, o lote deve ser retirado da utilização.

3. Rastreio de todos os destinatários do mesmo lote em busca de casos adicionais.

4. O relaxamento das precauções de esterilização e a utilização de emergência de sangue não rastreado para transfusões pode resultar num aumento do número de casos.

Considerações futuras

Atingir uma cobertura global de imunização é um objetivo ainda não alcançado. O desenvolvimento de uma terapia antiviral melhor e mais barata deve ser intensamente prosseguido para as infecções crónicas pelo VHB. As estratégias para ativar respostas imunitárias adequadas durante as infecções crónicas pelo vírus podem oferecer a melhor abordagem para pôr termo a essas infecções. As tentativas de proteção de toda a comunidade através da vacinação apenas de indivíduos de alto risco não foram bem sucedidas. A vacinação universal é necessária para controlar e possivelmente erradicar a hepatite B. O próximo passo é encontrar estratégias para atingir esse objetivo em países com diferentes estruturas de cuidados de saúde e recursos financeiros.[38]

Infeção pelo vírus da hepatite B nos profissionais de saúde (PS) e nos profissionais de saúde dentária (PSD)

A hepatite B é a doença infecciosa mais importante que representa um risco profissional para os trabalhadores do sector dentário. Nos estabelecimentos dentários, as formas possíveis de transmissão da infeção pelo VHB são o contacto com o sangue ou a saliva de doentes infectados durante os procedimentos dentários, pelo que os profissionais estão em risco de exposição ao vírus da hepatite B (VHB). Estudos indicam que os profissionais de saúde dentária, através da exposição profissional, podem ter um risco 10 vezes maior de se tornarem portadores crónicos de hepatite B do que o cidadão comum. A lesão percutânea é a forma mais frequente de transmissão do VHC, do VHB e da infeção pelo VIH. Apesar de vários fluidos corporais conterem HBsAg, o sangue contém os títulos mais elevados de HBV e é o veículo mais importante de transmissão nos contextos de cuidados de saúde. Foi confirmado que a transmissão do VHB ocorre através da exposição à saliva e ao fluido gengival crevicular (GCF), o que, por sua vez, torna as PCDH mais vulneráveis à infeção pelo VHB. O VHB é altamente contagioso e é 50-100 vezes mais infecioso do que o VIH. Nas últimas décadas, surgiu um interesse considerável em melhorar o controlo das infecções em medicina dentária e o aumento da adesão às precauções universais por parte do pessoal dentário reduziu a possibilidade de infecções dos ACD para os doentes, que é considerada muito pequena em alguns países.[27] Foram efectuados vários estudos de investigação em todo o mundo com o objetivo de estimar os modos de transmissão da hepatite B e os riscos profissionais para os profissionais de saúde e os profissionais de saúde dentária.

Barker et al. demonstraram que < 0,001 ml de soro contendo VHB é infecioso para os profissionais de saúde por via parentérica. Mesmo a mais pequena das lacerações cutâneas, presente antes ou adquirida durante a cirurgia, é um potencial portal de entrada através de luvas defeituosas.[39]

Uma epidemia de hepatite sérica entre 4 cirurgiões foi registada por J. L. Rosenberg et al. que operaram um doente no qual se desenvolveu posteriormente uma hepatite sérica HBV positiva. Mostraram também que, de 75 profissionais de saúde que cuidaram do doente antes, durante e após a cirurgia, não foram detectados outros casos de hepatite. Por conseguinte, consideraram que a infeção foi transmitida aos cirurgiões durante a operação, muito provavelmente através da penetração nos tecidos por instrumentos ou materiais cirúrgicos contaminados.[40]

Outro estudo tentou avaliar o risco de hepatite para os doentes expostos a profissionais de saúde HBsAg positivos. 228 contactos foram seguidos prospectivamente durante 6-9 meses. Não foi demonstrada a transmissão da hepatite B dos profissionais de saúde HBsAg positivos para os seus doentes.[41]

Um estudo realizado por Charles P Pattison et al. efectuou uma amostragem serológica para HBsAg e anticorpo (Anti-HBsAg) por radioimunoensaio em 513 empregados de um grande hospital metropolitano que serve predominantemente doentes indigentes. O HBsAg foi detectado em 0,7% dos pacientes. A frequência e a intensidade do contacto com produtos sanguíneos foram associadas à evidência serológica da infeção pelo VHB, ou seja, 18,9% das pessoas com contacto frequente com sangue eram positivas para o HBsAg, em comparação com 11,4% das pessoas sem exposição a produtos sanguíneos.

Em Chandigarh, foi realizado um inquérito serológico para deteção de marcadores do vírus da hepatite B em 105 funcionários hospitalares saudáveis, utilizando a técnica ELISA, tendo sido detectado o antigénio de superfície da hepatite B em 24 dos 105 (22,08%) funcionários hospitalares. A prevalência máxima de HBsAg foi detectada no pessoal cirúrgico (38,8%), seguida do pessoal de diálise renal (24,3%), do pessoal médico (17,3%) e da ausência total de HBsAg no pessoal de laboratório.[43]

Uma análise retrospetiva dos registos de vigilância efectuada por John F. Jovanovich M.D. et al. para o HBsAg de 128 trabalhadores da unidade de hemodiálise, 25,5% dos funcionários do bloco operatório eram HBsAg positivos, 12,7% eram da unidade de cuidados intensivos e 15,4% do departamento de medicina dentária eram positivos para o HBsAg.[44]

J. Shanmugan et al., de Trivandrum, efectuaram um estudo para determinar a taxa de portadores de HBsAg em 60 profissionais de saúde saudáveis e 154 dadores de sangue voluntários, utilizando a técnica ELISA. A taxa de portadores de HBsAg foi de 6,6% entre o pessoal médico e de 14,9% entre os dadores de sangue.[45]

Lange W e K. N. Masihi investigaram 2818 empregados do Hospital de Berlim Ocidental e revelaram 21% de positividade para o VHB e apenas 6,2% em estagiários de medicina. A positividade do HBsAg foi mais frequente nos médicos e nos departamentos que tratam da doença crónica da hepatite B.[46]

Foi efectuado outro estudo para detetar a taxa de portadores de HBsAg em 280 funcionários de um hospital. Os grupos de alto risco incluídos neste estudo foram 95 doentes em diálise renal, 98 dadores de sangue, 98 doentes com atraso mental e 150 crianças da prisão com idades compreendidas entre os 6 e os 15 anos. Verificou-se que o HBsAg era positivo em 11,8% dos 280 funcionários do hospital estudados.[47]

H S Pruthi et al. efectuaram um estudo que envolveu 536 trabalhadores do sector da saúde pertencentes ao Hospital do Exército em Deli para deteção de marcadores da hepatite B. Verificou-se que a incidência de positividade do HBsAg era de 6,5%.[48]

Glazer et al. consideraram a hepatite viral como uma ameaça para o pessoal médico e dentário, devido ao aumento da incidência da doença, os doentes com hepatite viral constituem um perigo acrescido para os cirurgiões orais. A taxa de portadores do antigénio associado à hepatite (HAA) entre dentistas, cirurgiões orais e profissionais de saúde relacionados foi estimada em 1% a 2%.[49]

Gooding citou 52 casos de hepatite atribuídos a cirurgiões orais da Pensilvânia. Os cirurgiões orais eram portadores crónicos de HBsAg.[50]

Um surto de hepatite B atribuído a um cirurgião oral estudado por Rimland et al. revelou que 55 casos de hepatite B clínica foram atribuídos a um único cirurgião oral em cinco zonas do país. 79% destes pacientes eram positivos para o antigénio de superfície da hepatite B e a maioria não tinha outra fonte reconhecida de hepatite. Uma investigação do dentista implicado não revelou qualquer irregularidade na esterilização dos instrumentos ou nos procedimentos dentários gerais, no entanto, verificou-se que o dentista era portador assintomático.[51]

Em 1982, Jayalaxmi e Sundervelu realizaram um estudo utilizando a eletroforese de precipitação imune e encontraram 6,6% de pessoas dentárias positivas para o HBsAg. No mesmo estudo, 6% das amostras dentárias (dentes extraídos contendo sangue) também foram consideradas positivas para o HBsAg. Concluiu-se que os cirurgiões orais corriam um risco mais elevado de serem infectados do que a população em geral.[52]

Barker Lewelly et al. encontraram partículas semelhantes a vírus contendo o antigénio associado à hepatite (HAA) nos seguintes materiais, cuja inoculação produziu hepatite sérica - (1) um pool de plasma humano (2) soro obtido durante a fase aguda da hepatite de um recetor do pool de plasma (3) uma preparação de trombina humana e (4) soro de um portador comprovado de hepatite. O HAA apareceu nas amostras de soro de 61 indivíduos inoculados com estes materiais e a hepatite sérica desenvolveu-se em 38 deles.[39]

Outro estudo encontrou HBsAg em 18 de 24 amostras salivares de homens cujo soro era positivo para o antigénio da hepatite B. Em 10 destes 18 homens, o sémen também continha HBsAg. Os níveis de HBsAg na saliva e no sémen eram pequenos, avaliados por radioimunoensaio, e os autores consideram que é mais provável que resultem de algum tipo de fuga de antigénio circulante do que da produção local de antigénio.[53]

Shikata et al. estudaram a localização do antigénio de superfície da hepatite B e do antigénio central da hepatite B na glândula parótida e no fígado humanos através de um método imuno-histoquímico. Nem o HBsAg nem o HBcAg puderam ser detectados nas células parenquimatosas da glândula parótida em 4 casos seropositivos. No entanto, um dos 4 casos que apresentava os títulos mais elevados de HBsAg sérico mostrou imunorreactividade do HBsAg nas paredes vasculares e no fluido luminal da glândula parótida. No fígado, o HBsAg foi detectado em três e o HBcAg em dois dos quatro casos, respetivamente. Os resultados indicaram que o HBV não tem afinidade para se replicar na glândula parótida. Além disso, foi sugerido que o HBsAg encontrado na saliva é derivado do HBsAg que circula através da mucosa oral por extravasamento capilar e não por secreção.[54]

Tanno, Fay e Roncoroni examinaram a saliva de 13 pacientes cujos soros continham o antigénio da Austrália. O antigénio da Austrália foi investigado no concentrado salivar utilizando imunoeletroforese, em que 11 amostras salivares foram positivas para o antigénio da Austrália e estes doentes também tinham o antigénio nas amostras de urina.[55]

Um outro estudo testou 43 amostras de saliva de doentes com deficiência mental através da fixação de complemento e verificou que 22 amostras eram positivas para o HBsAg.[56]

Favero et al efectuaram um estudo e descobriram que 19 de 167 amostras (zaragatoas da superfície ambiental) eram positivas para HBsAg por radioimunoensaio e 6 de 28 amostras eram positivas para HBs Ag de outro hospital.[57]

Um estudo estimou que, de 266 doentes com HBsAg no soro, apenas 23,3% tinham antecedentes de exposição parentérica. Nos restantes 76,6% dos doentes, a hepatite B viral pode ser atribuída a uma infeção transmitida por via não parental. A proporção variou consideravelmente com a idade. Em 69,7% dos adultos e 90,1% das crianças, a transmissão da infeção foi não parentérica. No presente estudo, a principal via de transmissão foi a não parentérica.[58]

Outro estudo efectuado por Schiff E R et al concluiu que 10 de 19 amostras testadas eram positivas para o HBsAg no líquido seminal.[59]

Bancroft et al. conseguiram transmitir o VHB a 2 Gibbons através da injeção subcutânea de saliva de boca inteira de portadores humanos positivos do antigénio de superfície da hepatite B, subtipo adr.[41]

Assim, pode concluir-se que os profissionais de saúde, especialmente os cirurgiões, dentistas, pessoal cirúrgico e cirurgiões orais, correm o risco profissional de contrair a infeção pelo VHB, uma vez que lidam principalmente com sangue. O rastreio do HBsAg é obrigatório para os profissionais de saúde que lidam com intervenções cirúrgicas, a fim de avaliar o estado da doença e o estado de portador. A infeção pelo VHB propaga-se sobretudo por via parentérica, através do sangue, da saliva e do fluido seminal

Apesar de a vacinação contra a hepatite B estar disponível desde 1982, na maioria dos países, uma grande parte dos PCSB ainda não foi vacinada.[5] Os vários estudos cfcctuados sobre o estado de vacinação dos PCSB e dos PCSB são os seguintes

Murata et al. efectuaram um estudo sobre ginecologistas e patologistas nos EUA e verificaram que apenas 51,9% dos ginecologistas e 40% dos patologistas estavam vacinados contra a hepatite B.[60]

Outro estudo efectuado no Reino Unido sobre cirurgiões mostrou que 79,54% dos cirurgiões foram vacinados.[61]

Marinho et al. efectuaram um estudo em Portugal sobre estudantes de medicina e profissionais de saúde e concluíram que 41% dos estudantes de medicina e 57% dos profissionais de saúde estavam vacinados contra a hepatite B.[62]

Um estudo efectuado em Lahore mostrou que 49% dos profissionais de saúde e 42,2% dos estudantes de medicina foram vacinados.[63] Foram encontrados resultados semelhantes noutro estudo realizado em Madhya Pradesh.[64]

Jawad Ahmed et al. verificaram que 33,84% dos estudantes de medicina e de medicina dentária de Peshawar estavam vacinados contra a hepatite B.[65]

Na Suécia, 40% dos profissionais de saúde foram declarados como estando totalmente vacinados e 79% dos profissionais de saúde tinham recebido pelo menos uma dose da vacina.[66]

De acordo com um estudo efectuado nos EUA, 75% dos profissionais de saúde foram vacinados e a cobertura vacinal foi de 48,2% nos profissionais de saúde no Japão.[67]

Outro estudo efectuado no G. B. Pant Hospital, em Nova Deli, mostrou que 55,4% dos profissionais de saúde foram vacinados.[68]

O estudo sobre os dentistas iranianos revelou que 69,4% dos dentistas estavam vacinados contra a hepatite B.[69]

De acordo com outro estudo efectuado no Brasil, 90% dos dentistas foram vacinados,[70] contra 56,5% de profissionais de saúde vacinados no AIIMS, Nova Deli.[71]

Entre os estudantes de 1st ano de MBBS, 33% foram vacinados.[72]

Um estudo efectuado com dentistas brasileiros revelou que 73,8% dos dentistas estavam vacinados.[73]

Os estudos sobre o estado de vacinação dos profissionais de saúde revelaram várias percentagens, que variam entre 33,84% e 90% dos profissionais de saúde. O cenário indiano parece ser intermédio, com o número de profissionais de saúde vacinados a variar entre 42% e 55%.

Os ACD lidam principalmente com sangue e saliva quando efectuam intervenções cirúrgicas relacionadas com a região oral e maxilofacial. Por conseguinte, as probabilidades de infecções transmitidas pelo sangue, especialmente a infeção pelo HBV e pelo VIH, são muito elevadas. A avaliação da seroprevalência no grupo de alto risco dos profissionais de saúde, em especial os profissionais de saúde, é de importância primordial, tendo sido efectuados muitos estudos entre os profissionais de saúde.

O estudo sobre dentistas da Grécia revelou uma seroprevalência da hepatite B de 2,6%.[74]

Shreshtha et al. efectuaram um estudo no Nepal sobre os profissionais de saúde e encontraram uma positividade global do HBsAg de 2,6%.[75]

Um estudo efectuado por Zahid et al. e Shah et al. no Paquistão revelou uma seroprevalência de HBsAg de 5,23% e 7,1%, respetivamente.[76]

Moola MH et al. verificaram que 8,5% dos estudantes de medicina dentária eram seropositivos para o HBsAg.[77]

Num estudo realizado na Nigéria, verificou-se que 4,3% dos profissionais de saúde eram seropositivos para o HBsAg.[78]

De acordo com o estudo efectuado por Ottoni CM et al. em estudantes de medicina dentária e dentistas no Brasil, verificaram um aumento marginal da seropositividade do HBsAg de 6,8% para 7,1% nos estudantes, desde o início até à conclusão do curso, respetivamente.[79]

Outro estudo efectuado em enfermeiros na Tailândia revelou uma seroprevalência do HBsAg de 6,6%.[80]

Khan et al. efectuaram um estudo sobre estudantes de medicina e profissionais de saúde no Paquistão e encontraram uma seroprevalência da hepatite B de 5,7% e 6,3% entre os estudantes de medicina e os profissionais de saúde, respetivamente.[81]

Segundo Khurana et al., os estudantes de medicina na Índia revelaram que 2,3% dos estudantes eram seropositivos para a hepatite B.[82]

Marinho et al. efectuaram um estudo em Portugal com estudantes de medicina e profissionais de saúde e encontraram uma seroprevalência de 5,5% e 16,8%, respetivamente.[83]

Outro estudo realizado no Egito mostrou uma seroprevalência global de HBsAg de 6,6% entre os profissionais de saúde.[84]

Um estudo efectuado entre estudantes de medicina da Universidade de Makere mostrou uma prevalência global de 11,1% para o HBsAg.[85]

De acordo com um estudo realizado entre estudantes de medicina e de medicina dentária da Universidade da Malásia, foi registada uma seroprevalência global de HBsAg de 0,62%.[86]

Os estudantes do sector da saúde e os profissionais de saúde da Arábia Saudita apresentaram uma seroprevalência global do VHB de 1,7% e 8,7%.[87]

Em suma, a seroprevalência da hepatite B entre os PCSB de várias partes do mundo varia entre 0,62% e 15,4%, o que indica um potencial risco profissional para estes profissionais. Por conseguinte, os profissionais de saúde devem ser sensibilizados para a doença da hepatite B em todos os aspectos relacionados com a transmissão, as precauções e a prevenção.

A prevenção primária através da vacinação continua a ser o principal objetivo no controlo da infeção por hepatite B. Os profissionais de saúde bucal, incluindo os estudantes de medicina dentária, estão em risco de infeção pelo VHB devido à exposição profissional a sangue e fluidos corporais infecciosos. A vacina de ADN recombinante para a infeção pelo VHB está disponível desde a década de 1980. A administração intramuscular da vacina aos 0, 1 e 6 meses produz uma taxa de seroprotecção de 85-90% nos adolescentes. Os títulos de anticorpos anti-HBs >10mIU/ml são considerados um marcador de imunidade sustentada. Os estudos de acompanhamento iniciais indicaram que, 5 anos após a primeira série de vacinação, uma proporção significativa dos receptores apresentava níveis de anticorpos <10mIU/ml. Nesta base, o National Advisory Committee on Immunization (NACI) recomendou que fosse administrado um reforço 5 anos após a conclusão da série primária, mas reconheceu que a necessidade e o momento das doses de reforço não eram conhecidos com certeza.[88] Posteriormente, foram efectuados muitos estudos em todo o mundo sobre esta questão, com resultados variados, que são os seguintes

Um estudo realizado por Kunal Das na Índia revelou que 32,4% dos indivíduos seroprotegidos eram hiporrespondedores e 52,9% eram respondedores.[88]

De acordo com um estudo, 6,8% dos estudantes de medicina e de medicina dentária vacinados não eram reactivos para o anticorpo anti-HBs, 20,5% dos estudantes tinham títulos de anticorpos entre 10 e 100 mIU/ml e 72,7% dos estudantes tinham títulos de anticorpos superiores a 100 mIU/ml.[65]

Alavain SM et al. verificaram que 5,9% dos dentistas vacinados não eram imunes, 16,9% eram relativamente imunes e 77,3% eram completamente imunes à hepatite B.[69]

Um estudo efectuado no AIIMS, em Nova Deli, mostrou que 0,4% dos profissionais de saúde eram seropositivos para o HBsAg. Dos profissionais de saúde vacinados, 79% apresentavam níveis protectores (>10mIU/ml) de títulos de anticorpos anti-HBs. Os níveis de anticorpos eram significativamente mais baixos nos que tinham sido vacinados há mais de 5 anos do que nos que tinham sido vacinados nos últimos 5 anos. 41,7% dos profissionais de saúde não estavam vacinados, o que sugere a necessidade de uma implementação proactiva do programa de vacinação contra o VHB.[71]

Um estudo realizado em estudantes de medicina concluiu que 81,8% dos estudantes vacinados tinham adquirido um nível de imunidade protetor e 18% não. Dos estudantes seropositivos para o anticorpo anti-HBs, 66,7% tinham títulos

>100mIU/ml e os restantes 33,3% tinham títulos de anticorpos entre 10-100mIU/ml.[72]

De acordo com um estudo realizado em DHCWs na Universidade de Ciências Médicas de Teerão, 6,4% dos estudantes não eram imunes, 17,4% eram relativamente imunes e 76,2% eram imunes à infeção pelo VHB. Foi também estabelecida uma correlação estatisticamente significativa entre a data da última vacinação e os títulos de anticorpos anti-HBs. Os participantes com intervalos mais longos (>/= 5 anos) apresentaram menor resposta imunitária às vacinas (p<0,001). Não foi encontrada uma correlação estatisticamente significativa entre o género e a vacinação.[89]

Sunita Tripathy et al. efectuaram um estudo sobre estudantes de medicina e profissionais de saúde vacinados, no qual 95% dos estudantes responderam à vacinação. 80% dos estudantes apresentavam títulos de anticorpos elevados. Este estudo também determinou a persistência do nível de anticorpos protectores e concluiu que 88% dos estudantes apresentavam níveis protectores de anticorpos no prazo de 5 anos após a vacinação e 85% apresentavam níveis protectores mesmo após 10 anos.[90]

De acordo com um estudo efectuado em estudantes de medicina dentária vacinados da Universidade de Damasco, verificou-se que apenas 7,7% dos estudantes tinham títulos de anticorpos inferiores a 10mIU/ml.[91]

B S Mahawal et al. verificaram que os níveis de anticorpos protectores foram detectados em 99,9% dos indivíduos 1 ano após a vacinação, tendo diminuído para 80,96% 5 anos após a vacinação e para 46,16% 10 anos após a vacinação. As taxas de seroprotecção diminuíram significativamente com o aumento do tempo desde a última vacinação, devido à diminuição dos níveis de anticorpos anti-

títulos de anticorpos HBs (p<0,001).[92]

Outro estudo efectuado por Shruthi Hegde et al. concluiu que 92,5% dos estudantes de medicina dentária tinham títulos de anticorpos >100 mIU/ml e 7,5% tinham <100 mIU/ml.[93]

Outro estudo realizado em estudantes da área da saúde e em profissionais de saúde da Arábia Saudita demonstrou que 66,7% dos estudantes da área da saúde e 23,3% dos profissionais de saúde não possuem títulos protectores de anticorpos anti-HBs.[87]

Mohammad Mosaad et al. realizaram um estudo com estudantes de medicina da Universidade de Taibah e descobriram que apenas 15,2% dos estudantes tinham níveis de anticorpos protectores contra a hepatite B.[94]

Por conseguinte, para uma população de grupo de alto risco, como os DHCW, incluindo estudantes e residentes de medicina dentária, que estão em exposição contínua ao VHB, é razoável determinar a resposta de anticorpos anti-HBs um mês após a vacinação. No entanto, para confirmar a persistência da proteção imunitária, é necessário detetar os títulos de anticorpos anti-HBs 5 a 10 anos após a última vacinação, uma vez que os anticorpos protectores induzidos pela vacinação contra a hepatite B diminuem gradualmente ao longo do tempo e podem atingir níveis muito baixos ou mesmo indetectáveis.

Existem alguns factores como o sexo, o tabagismo e a obesidade que influenciam a resposta imunitária após a vacinação. Os estudos revelaram que as pessoas obesas e os fumadores têm maior probabilidade de não responder à vacinação contra a hepatite B. Os vários estudos efectuados sobre a correlação entre o género e a resposta à vacinação são os seguintes

Brian J Mac Mohan referiu que os homens tinham um nível de anticorpos mais elevado do que as mulheres.[95]

Jane WS Fang et al verificaram que as crianças do sexo feminino responderam com um nível de anticorpos significativamente mais elevado do que as crianças do sexo masculino.[96]

Mohd. Abdul realizou um estudo no Bangladesh e descobriu que as mulheres tinham mais níveis imunitários do que os homens.[97]

Sunita Tripathy et al. não encontraram qualquer diferença entre os níveis imunitários dos homens e das mulheres.[90]

Shruthi Hegde et al. verificaram que o género masculino apresentava títulos baixos de anti-HBs.[93]

Um estudo demonstrou que apenas 59,7% dos estudantes tinham conhecimento da infeção pelo VHB e dos seus efeitos.[98]

Assim, a maioria dos estudos é a favor de que o género feminino é mais sensível à vacinação contra a hepatite B, mas ainda assim é inconclusivo.

O aparecimento de agentes patogénicos transmitidos pelo sangue e o número crescente de pacientes infectados obrigam os profissionais de medicina dentária a ter conhecimentos aprofundados sobre doenças contagiosas e sobre o tratamento dentário dos pacientes que apresentam infeção pelo VHB. Por conseguinte, os estudantes de medicina dentária devem estar conscientes do risco envolvido nos procedimentos de tratamento e devem tomar as precauções adequadas ao lidar com os doentes. A chave para a prevenção máxima da infeção pelo VHB é vacinar as populações mais jovens da forma mais alargada possível.[98] Para avaliar o nível de compreensão e sensibilização para a hepatite B entre os estudantes de medicina dentária, foram efectuados vários estudos, que são os seguintes

Um estudo realizado entre estudantes do primeiro ano de medicina dentária em três faculdades de medicina dentária em Haryana mostrou que 84,9% dos estudantes estavam conscientes da propagação da infeção pelo VHB.[99]

Um estudo realizado em Taiwan indicou que 75,0% dos estudantes de medicina dentária tinham conhecimentos sobre a infeção por hepatite B, mas tinham poucos conhecimentos sobre a dosagem da vacina, a transmissão, a prevenção e as precauções da infeção pelo VHB.[100]

Outro estudo realizado com estudantes de medicina dentária em Maharashtra indicou que estes tinham bons conhecimentos sobre a infeção pelo VHB.[101]

Um estudo realizado entre estudantes de medicina dentária iranianos também mostrou que estes tinham um nível relativamente bom de conhecimentos sobre a infeção pelo VHB e as suas práticas de controlo.[102]

Um estudo efectuado em Pondicherry revelou que 92,7% dos estagiários de medicina dentária tinham conhecimento da imunização contra o VHB.[103]

Outro estudo efectuado na Universidade de Dundee com estudantes de medicina e de medicina dentária mostrou que 99,2% dos estudantes tinham conhecimento da vacinação contra o VHB.[104]

A sensibilização entre os estudantes de medicina dentária, de acordo com diferentes estudos, foi razoável a boa, mas um programa de sensibilização contínuo e regular para todos os estudantes seria muito benéfico. Recomenda-se a adoção de uma política que torne obrigatória, logo no primeiro ano, a educação para a saúde e a vacinação completa de todos os estudantes de medicina dentária relativamente à infeção pelo VHB.

4. <u>MATERIAIS E MÉTODOS</u>

1. FONTE DE DADOS

O estudo intitulado: "Hepatitis B Seropositivity and Immune Status in Dental Students" é um estudo in vivo.

Serão incluídos os estudantes de licenciatura em medicina dentária do grupo regular que estudam no JSS Dental College and Hospital, Mysuru. Todos os participantes serão informados sobre o estudo e só serão incluídos os voluntários que derem o seu consentimento por escrito. (ANEXO A)

<u>Critérios de inclusão:</u>

- Todos os estudantes de licenciatura em medicina dentária do grupo regular que tenham mais de 18 anos de idade.

<u>Critérios de exclusão:</u>

- Aqueles que não estão dispostos a participar.
- Pessoas com um estado de imunossupressão documentado ou em terapia prolongada para qualquer doença.
- Mulheres grávidas.

2. CENTRO DE ESTUDOS:

1. Departamento de Patologia Oral e Microbiologia, JSS Dental College and Hospital, Mysuru.
2. Departamento de Microbiologia, Hospital JSS, Mysuru.

3. METODOLOGIA:

(a) CONCEPÇÃO DO ESTUDO:

Os alunos foram divididos em dois grupos com base no seu estado de vacinação:

<u>Grupo 1 (Estudantes de medicina dentária não vacinados)</u>: Neste grupo, o HBsAg foi investigado. Os estudantes que apresentaram HBsAg positivo foram posteriormente investigados relativamente ao HBeAg.

<u>Grupo 2 (Estudantes de medicina dentária vacinados)</u>: Neste grupo, foram avaliados os títulos de anti-HBs. Aqueles que apresentaram títulos > 10 mIU/mL foram considerados indivíduos imunes contra a hepatite B (respondedores à vacina). Aqueles que apresentaram títulos < 10 mIU/mL foram considerados como não respondedores à vacina e posteriormente avaliados para HBsAg. Os alunos que apresentaram HBsAg positivo foram investigados para a deteção do HBeAg.

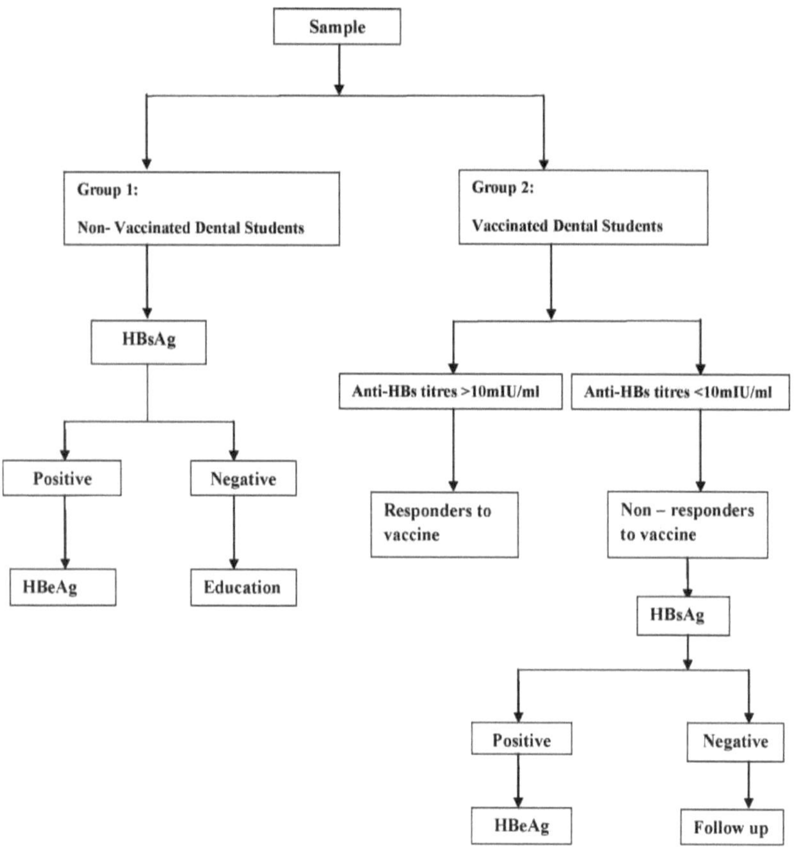

(b) MÉTODO: No presente estudo, foram avaliados os seguintes aspectos:

i. Rastreio do HBsAg em estudantes de medicina dentária não vacinados

ii. Rastreio do HBeAg em estudantes de medicina dentária HBsAg positivos e

não vacinados

iii. Estimativa dos títulos de anticorpos anti-HBs em estudantes de medicina

dentária vacinados

iv. Rastreio do HBsAg em estudantes de medicina dentária vacinados com

títulos de anticorpos anti-HBs < 10 mIU/ml.

v. Rastreio do HBeAg em estudantes de medicina dentária vacinados HBsAg positivos com títulos de anticorpos anti- HBs < 10 mIU/ml.

Procedimento para obtenção de sangue e soro (Fig. 1, 2, 3, 4, 5)

Foram colhidos 5 ml de sangue da veia cubital mediana e recolhidos em tubos de vacutainer. O sangue foi colhido num tubo de vacutainer com ativador de coágulos que foi centrifugado a aproximadamente 2000 RPM durante 15 minutos e o soro obtido foi removido rápida e cuidadosamente. Foi utilizado para o rastreio do HBsAg e para a estimativa do título de anticorpos anti-HBs utilizando o kit ELISA SURASE B-96 (TMB) e o kit ELISA ANTISURASE B-96 (TMB), respetivamente.

Rastreio do HBsAg: (Fig. 6 e 7)

Todos os estudantes de medicina dentária não vacinados e os estudantes de medicina dentária vacinados com títulos de anticorpos anti-HBs > 10 mIU/ml foram investigados para o HBsAg.

O procedimento para o rastreio do HBsAg foi adotado de acordo com as diretrizes do kit SURASE B-96 ELISA

1. Adicionar 50 ub de controlos (3xNC, 2xPC) e adicionar 50 ub de cada amostra aos poços. Reservar um poço para o branco.

2. Adicionar 50 ub de solução de peroxidase anti-HBs a cada poço de reação, exceto a um branco

3. Incubar a placa a +37+/-1° C durante 80 minutos.

4. Lavar a placa

5. Adicionar 50 ub de solução de substrato de TMB A aos poços e, em seguida, adicionar 50 ub de solução de substrato de TMB B. Misturar suavemente.

6. Incubar à temperatura ambiente durante 30 minutos.

7. Adicionar 100 ųb de ácido sulfúrico 2N em cada poço.

8. Determinar a absorvância utilizando 450 nm como comprimento de onda de leitura e 620-690 nm como comprimento de onda de referência.

<u>Estimativa dos títulos de anticorpos anti-HBs: (Fig. 8 e 9)</u>

O procedimento para o anticorpo anti-HBs foi adotado de acordo com as diretrizes do kit ANTISURASE B-96 ELISA

A curva padrão foi preparada de acordo com as diretrizes do fabricante

1. Adicionar 50 ųb de controlos (3xNC, 2xPC) e adicionar 50 ųb de cada amostra aos poços. Reservar um poço para o branco.

2. Adicionar 50 ųb de solução de peroxidase de HBsAg a cada poço de reação, exceto a um branco.

3. Incubar a placa a +37+/-1° C durante 1 hora.

4. Lavar a placa.

5. Misturar volumes iguais das soluções A e B de substrato de TMB. Adicionar 100 ml da solução misturada aos poços.

6. Incubar à temperatura ambiente durante 30 minutos.

7. Adicionar 100 ml de ácido sulfúrico 2N a cada poço.

8. Determinar a absorvância utilizando 450 nm como comprimento de onda de leitura e 620-690 nm como comprimento de onda de referência.

4. MÉTODOS ESTATÍSTICOS APLICADOS

Neste estudo foram aplicados os seguintes métodos de análise estatística:

1. Estatística descritiva utilizando o software SPSS versão 21.

2. Teste V de Cramer

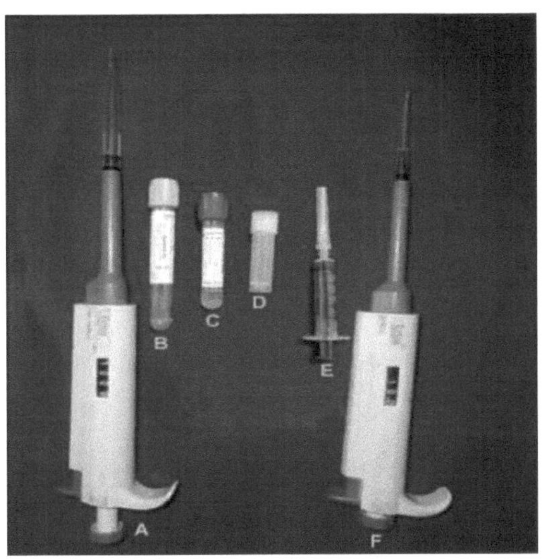

**Fig 1: Armamento para colheita de sangue e obtenção de soro
(A-Pipeta 1000 µi, B-EDTA vaccutainer, C-Clot activator, D-vial, E-Syringe, F-Pipette
100µi)**

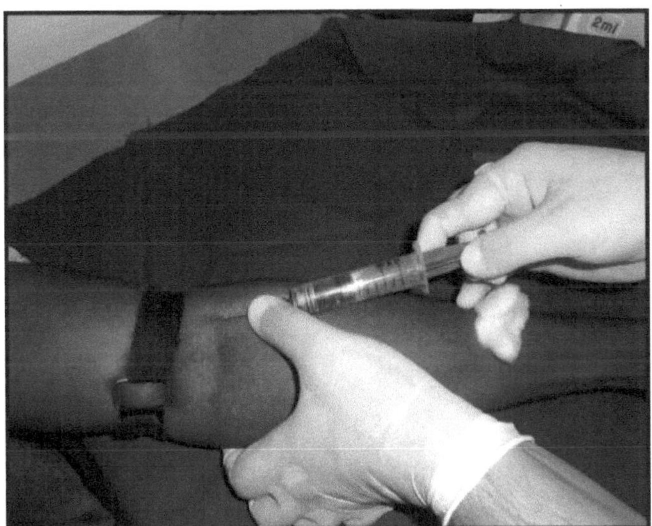

Fig 2: Colheita de sangue da veia cubital mediana

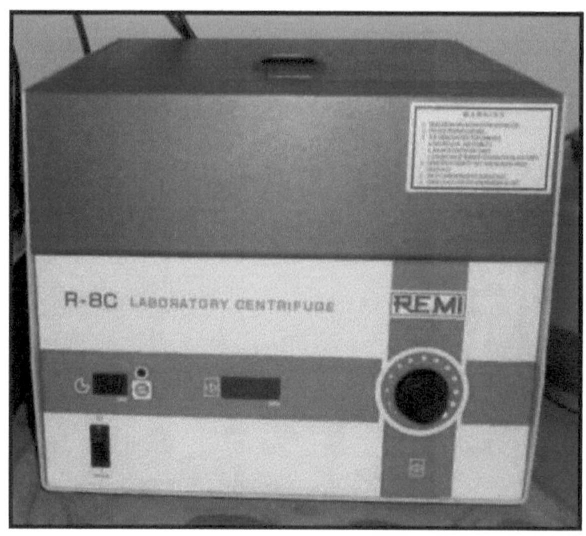

Fig. 3: Centrifugadora para separação do soro

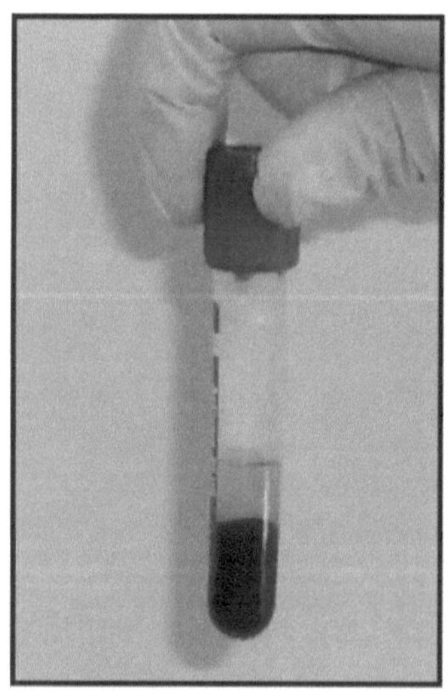

Fig 4: Soro separado

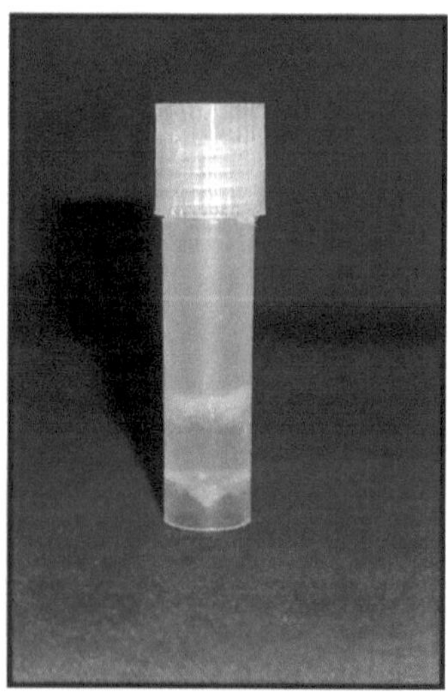

Fig 5: Armazenamento do soro

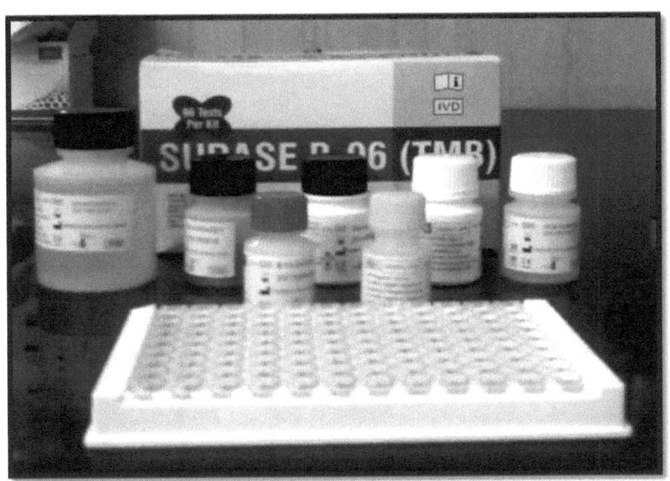

Fig 6: Kit SURASE ELISA para HBsAg

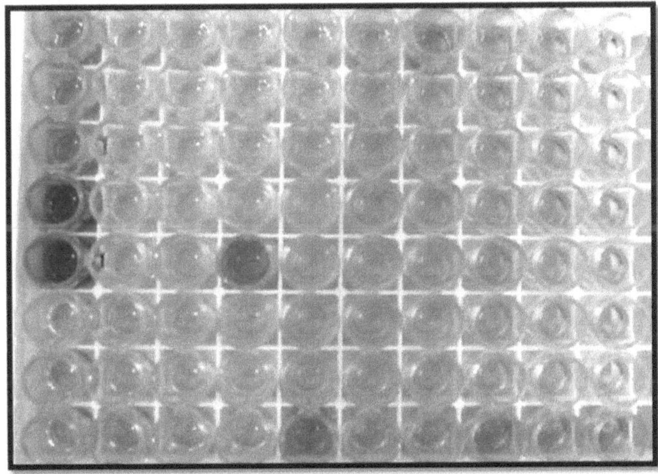

Fig. 7: Placa ELISA com negatividade para o antigénio de superfície da hepatite B

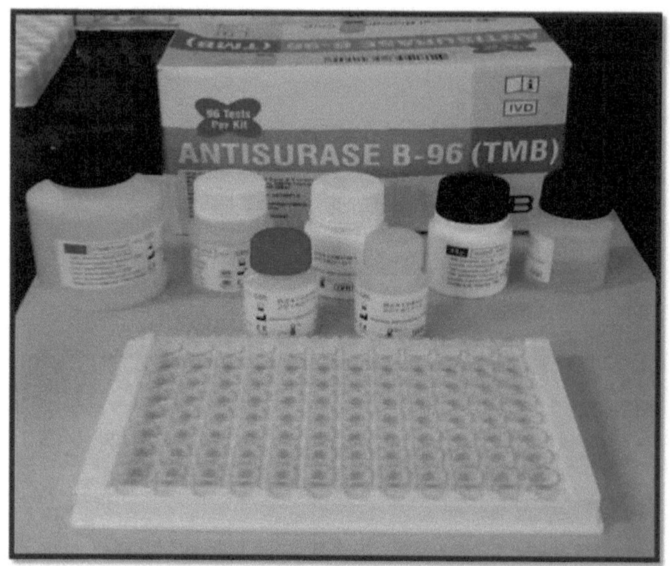

Fig 8: Kit ANTISURASE ELISA para anticorpo anti-HBs

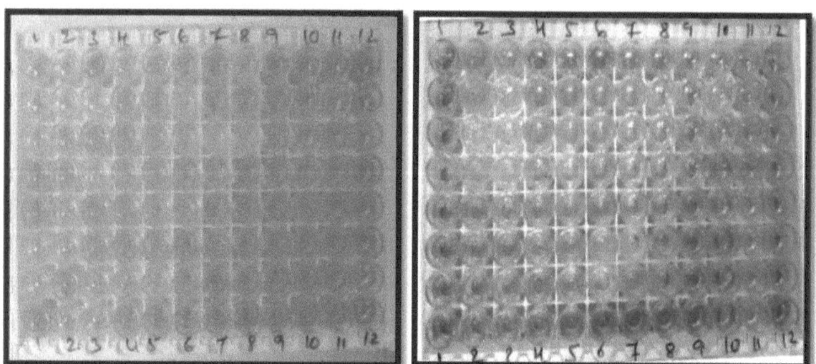

Fig. 9: Placas ELISA com positividade para o anticorpo anti-HBs

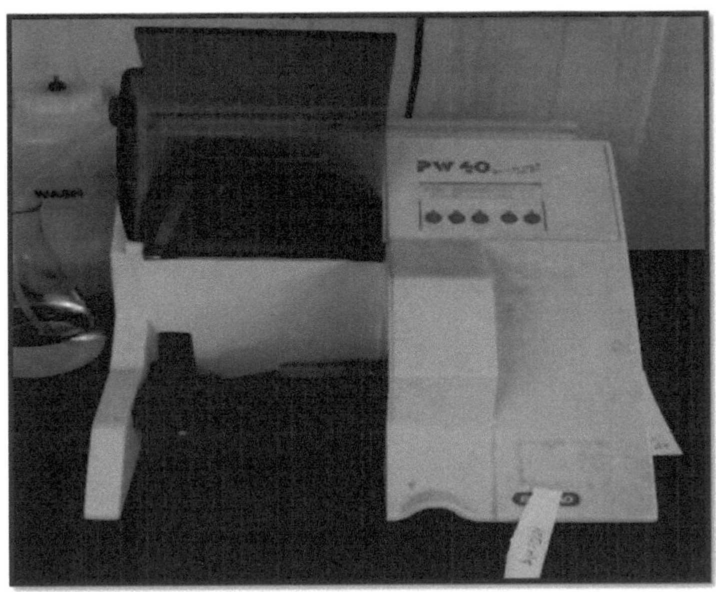

Fig 10: Máquina de lavar placas ELISA

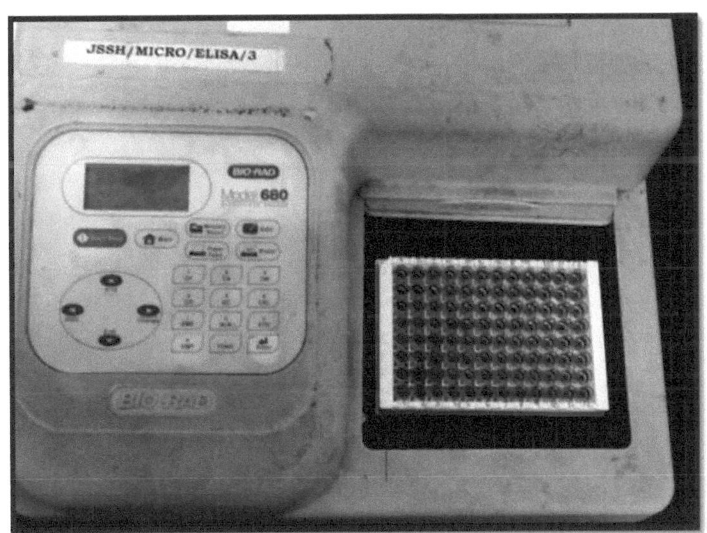

Fig. 11: Leitor ELISA

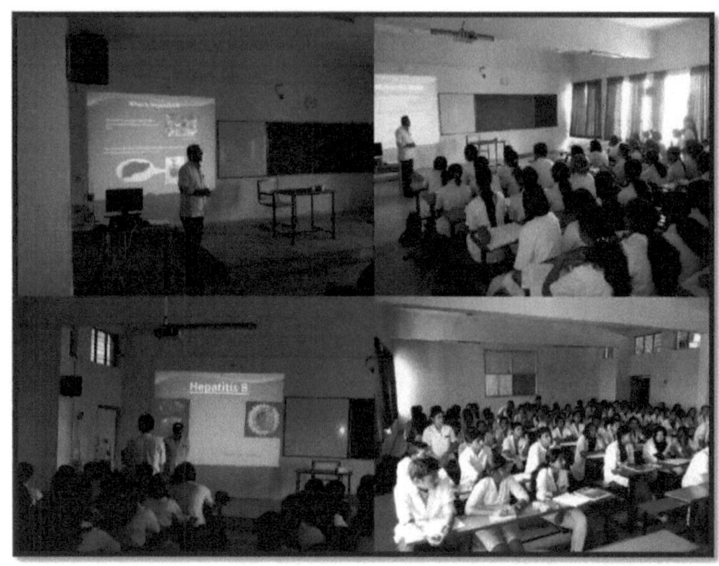

Fig. 12: Motivar os alunos através de uma palestra de sensibilização para a hepatite B

5. <u>RESULTADOS</u>

O presente estudo foi realizado para detetar a seroprevalência do HBsAg entre os estudantes de medicina dentária não vacinados e entre os estudantes de medicina dentária vacinados com títulos de anticorpos inadequados e para estimar o grau de replicação viral nos casos positivos para o HBsAg, caso existam. O estudo tinha também como objetivo estimar os títulos de anticorpos anti-HBs em estudantes de medicina dentária vacinados. Os sujeitos do estudo foram selecionados de acordo com os critérios de inclusão e exclusão mencionados na metodologia. A dimensão final da amostra foi de 352 estudantes de medicina dentária. Os dados obtidos no estudo foram submetidos a uma análise estatística. Os resultados são aqui apresentados sob os títulos dos vários parâmetros considerados para o estudo.

Foram considerados 453 estudantes de medicina dentária com idades compreendidas entre os 18 e os 24 anos que estudam no JSS Dental College & Hospital, Mysuru, dos quais 352 deram o seu consentimento e 101 não quiseram participar. O consentimento máximo para participar no estudo foi dado por alunos do 1.º ano de BDSst , seguidos por alunos do 3.º ano derd , estagiários, alunos do último ano c, no mínimo, por alunos do 2.º ano dend . (Tabela 2 e Gráfico 1)

Com base no historial do estado de vacinação dos alunos, foram criados dois grupos: grupo 1 (alunos não vacinados) e grupo 2 (alunos vacinados). Dos 352 estudantes, 189 eram estudantes não vacinados e 163 eram estudantes vacinados. O número máximo de alunos vacinados era do 3º ano do BDSrd , seguido dos estagiários, do último ano, do 2º anond e o mínimo era do 1º anost . (Tabela 3 e Gráfico 2) Dos 352

alunos, 104 eram do sexo masculino e 248 do sexo feminino. (Tabela 4 & Gráfico 3)
Entre os estudantes do sexo masculino, 45 eram vacinados e 59 não vacinados
(Tabela 5 & Gráfico 4) e entre as estudantes do sexo feminino, 118 eram vacinadas e
130 não vacinadas. (Tabela 6 e Gráfico 5)

Todos os estudantes de medicina dentária não vacinados foram submetidos a um
rastreio do HBsAg, tendo-se verificado que eram seronegativos.

Para os estudantes de medicina dentária vacinados, foram estimados os títulos de
anticorpos anti-HBs, sendo que, de um total de 163 estudantes, 139 responderam à
vacinação e 24 não responderam. O número máximo de estudantes que responderam
à vacinação foi o do último ano, seguido do 3rd ano, estagiários e o mínimo foi o do
1st ano. (Tabela 7 e Gráfico 6) Dos 139 estudantes que responderam à vacinação, 32
eram do sexo masculino e 107 do sexo feminino. Dos 24 alunos que não responderam
à vacinação, 13 eram do sexo masculino e 11 do sexo feminino. A resposta máxima à
vacinação foi dada pelos alunos do sexo feminino. (Tabela 8 e Gráficos 7A e 7B)
Esta correlação de género foi estatisticamente significativa. (Tabela 9) Os alunos do
3.º ano do BDS[rd] apresentaram excelentes títulos de anticorpos, seguidos pelos alunos
do último ano, estagiários, 2 alunos do[nd] ano e 1 aluno do[st] ano. (Quadro 10 e Gráfico
8)

Dos 163 estudantes de medicina dentária vacinados, 74 estudantes apresentaram
títulos de anticorpos > 250mIU/ml e 24 estudantes apresentaram < 10 mIU/ml, tendo
os restantes 65 estudantes apresentado títulos entre 10 e 250 mIU/ml. (Tabela 11 e
Gráfico 9) Foi estabelecida uma correlação entre os títulos de anticorpos e os

intervalos de tempo pós-vacinação, que se revelou estatisticamente significativa. Assim, com base no estado pós-vacinação dos alunos relativamente ao tempo decorrido desde a vacinação inicial, foram criados três grupos: Grupo A (1 a 4 anos), Grupo B (5 a 10 anos) e Grupo C (> 10 anos). Dos alunos vacinados, 77 alunos pertenciam ao grupo A, 52 alunos pertenciam ao grupo B e 34 alunos pertenciam ao grupo C. Os alunos do grupo A revelaram uma imunidade excelente, os do grupo B uma imunidade boa e os do grupo C uma imunidade razoável a fraca, o que significa que, à medida que os intervalos de tempo aumentam, os títulos de anticorpos diminuem. (Tabela 12 e Gráfico 10) Estes resultados foram estatisticamente significativos, uma vez que o valor de p foi de 0,000. (Tabela 13)

Os alunos que não responderam à vacinação foram submetidos a um rastreio do HBsAg, tendo sido considerados seronegativos para o mesmo. Uma vez que não se registaram casos positivos de HBsAg, não foi necessário utilizar o HBeAg, o marcador do grau de replicação viral.

Distribuição dos estudantes de medicina dentária que participaram no estudo com consentimento informado, com % entre parêntesis

Year	Total no. of students	Students with consent (%)	Students without consent (%)
I	100	100 (100)	0 (0)
II	96	41 (43)	55 (57)
III	99	87 (88)	12 (12)
FINAL	83	65 (78)	18 (22)
INTERNS	75	62 (83)	13 (17)
TOTAL	**453**	**352 (78)**	**101 (22)**

Gráfico 1:

Distribuição dos estudantes de medicina dentária que participaram no estudo com consentimento informado

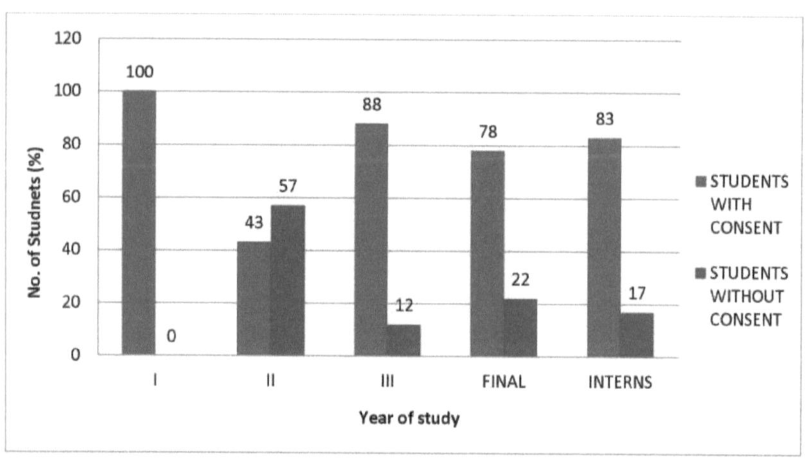

Tabela 3:
**Distribuição dos estudantes de medicina dentária com base no estado de vacinação, com %
entre parêntesis**

Year	Group 1: Non-vaccinated students (%)	Group 2: Vaccinated students (%)
I	83 (83)	17 (17)
II	31 (76)	10 (24)
III	19 (22)	68 (78)
FINAL	42 (72)	23 (28)
INTERNS	17 (27)	45 (73)
TOTAL	189 (54)	163 (46)

Gráfico 2:

Distribuição dos estudantes de medicina dentária com base no estado de vacinação

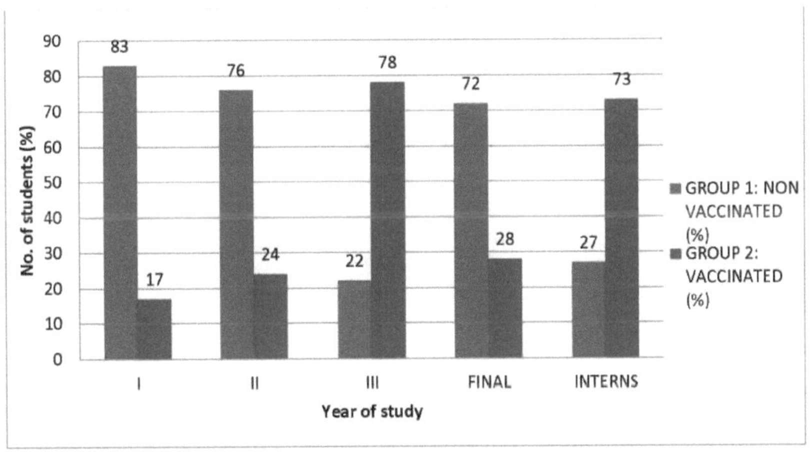

Tabela 4:

Distribuição geral por género dos estudantes de medicina dentária que deram o seu consentimento para participar no estudo, com % entre parêntesis

Total no. of Students	
Males	Females
104 (29%)	248 (71%)

Gráfico 3:

Distribuição geral por género dos estudantes de medicina dentária que deram o seu consentimento para participar no estudo

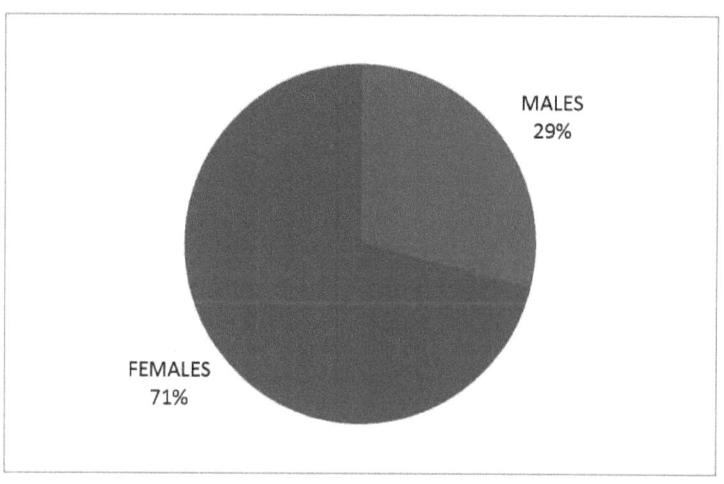

Tabela 5:
Distribuição dos estudantes de medicina dentária do sexo masculino com base no estado de vacinação, com % entre parêntesis

MALES (%)	
Vaccinated	Non vaccinated
45 (43)	59 (57)

Gráfico 4:
Distribuição dos estudantes de medicina dentária do sexo masculino com base no estado de vacinação

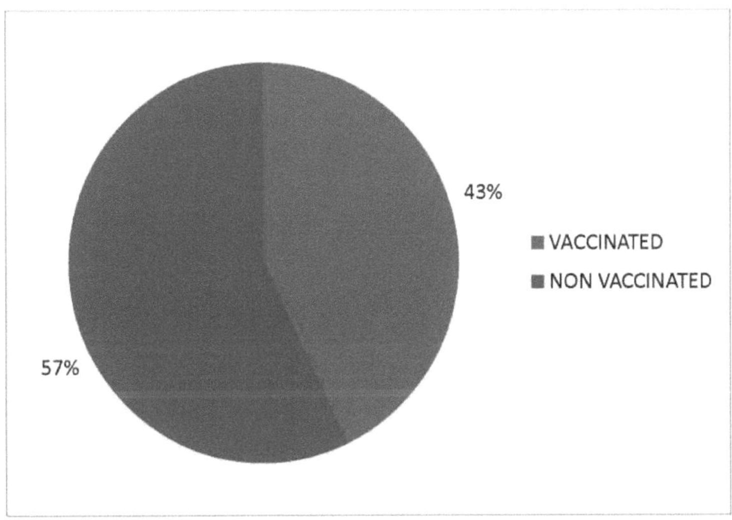

Tabela 6:
Distribuição das estudantes de medicina dentária do sexo feminino com base no estado de vacinação, com % entre parêntesis

FEMALES (%)	
Vaccinated	Non vaccinated
118 (48)	130 (52)

Gráfico 5:
Distribuição das estudantes de medicina dentária do sexo feminino com base no estado de vacinação

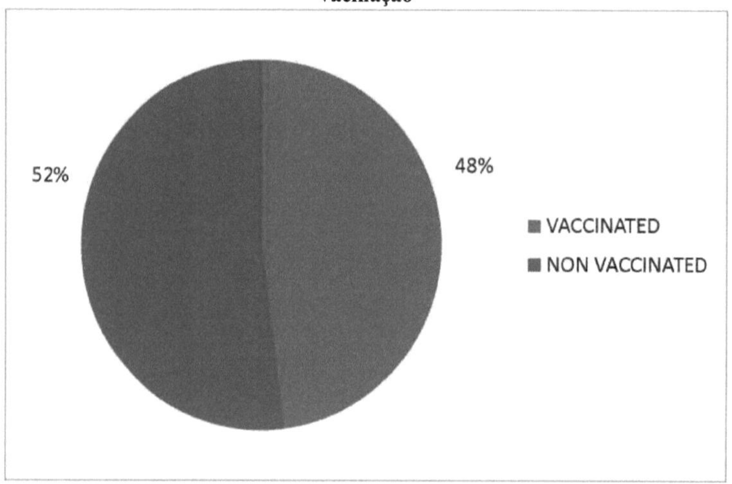

Tabela 7:

Distribuição dos indivíduos que responderam e dos que não responderam à vacinação com base nos títulos de anticorpos anti-HBs, com % entre parêntesis

Anti HBs Antibody Titres (mIU/ml)	I Year (%)	II Year (%)	III Year (%)	Final Year (%)	Interns (%)	Total (%)
> 10 (RESPONDERS)	10 (59)	8 (80)	64 (94)	22 (96)	35 (78)	139 (85)
< 10 (NON-RESPONDERS)	7 (41)	2 (20)	4 (6)	1 (4)	10 (22)	24 (15)

Gráfico 6:

Distribuição dos indivíduos que responderam e dos que não responderam à vacinação com base nos
títulos de anticorpos anti-HBs

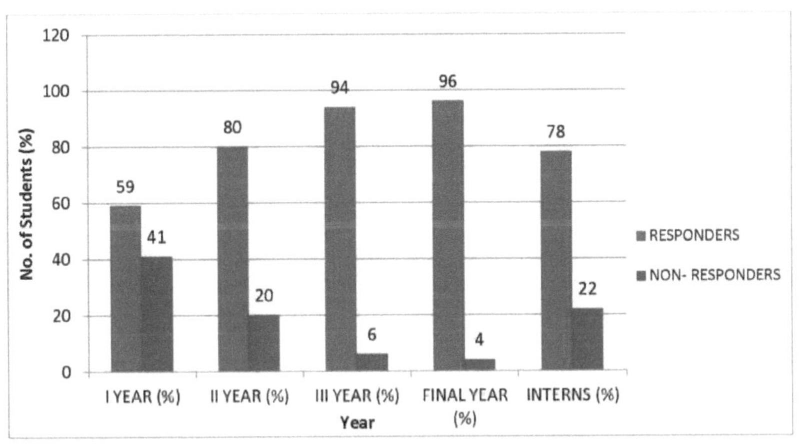

Tabela 8:

Distribuição global por género da resposta à vacinação contra a hepatite B, com % entre parêntesis

RESPONDERS (139)		NON RESPONDERS (24)	
Males (%)	**Females (%)**	**Males (%)**	**Females (%)**
32 (23%)	107 (77%)	13 (54%)	11 (46%)

Gráfico 7 A:

Distribuição geral por género das pessoas que responderam à vacinação contra a hepatite B

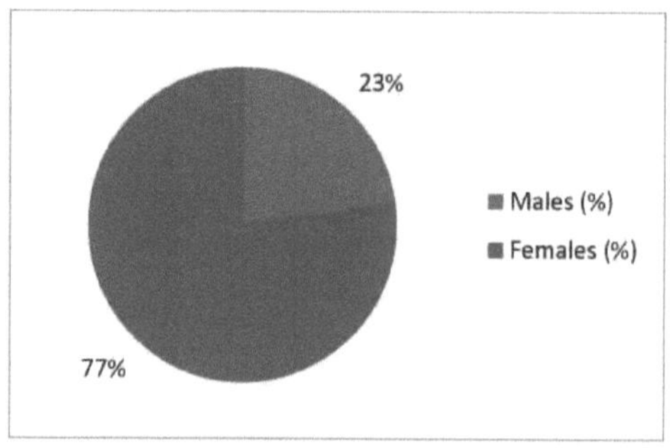

Gráfico 7 B:

Distribuição geral por género das pessoas que não responderam à vacinação contra a hepatite B

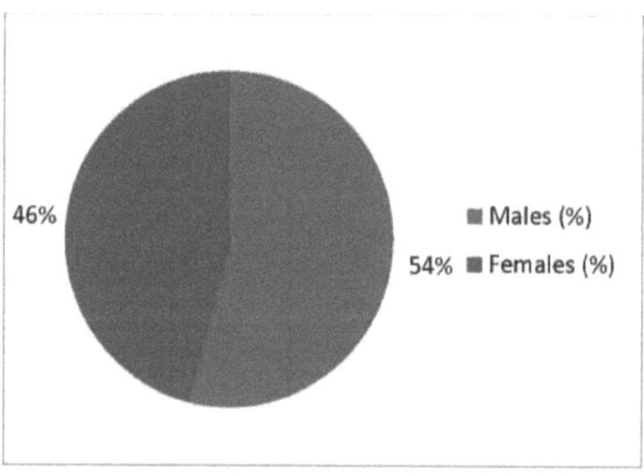

Tabela 9:
Correlação entre o género e a resposta à vacinação contra a hepatite B

			GENDER		Total
			M	F	
Response to Hepatitis B vaccination	Responders	Count	32	107	139
		%	69.6%	91.5%	85.3%
	Non-responders	Count	14	10	24
		%	30.4%	8.5%	14.7%
Total		Count	46	117	163
		%	100.0%	100.0%	100.0%

Symmetric Measures		Value	Approx. Sig.
Nominal by Nominal	Phi	.278	.000
	Cramer's V	.278	.000
N of Valid Cases		163	

Tabela 10:
**Distribuição dos títulos de anticorpos anti-HBs entre os diferentes anos dos estudantes de medicina dentária que foram
vacinados, com % entre parêntesis**

Anti-HBs Antibody Titres (mIU/ml)	I Year (%)	II Year (%)	III Year (%)	Final Year (%)	Interns (%)
<10	7 (41)	2 (20)	4 (6)	1 (4)	10 (22)
11 to 50	3 (18)	2 (20)	8 (12)	4 (18)	6 (13)
51 to 100	2 (12)	0 (0)	11 (16)	1 (4)	4 (9)
101 to 150	1 (6)	1 (10)	5 (7)	3 (13)	1 (2)
151 to 200	0 (0)	1 (10)	4 (6)	1 (4)	3 (7)
201 to 250	0 (0)	0 (0)	0 (0)	2 (9)	2 (4)
>250	4 (23)	4 (40)	36 (53)	11 (48)	19 (42)

Gráfico 8:

**Distribuição dos títulos de anticorpos anti-HBs entre os diferentes anos dos estudantes de medicina dentária que foram
vacinados**

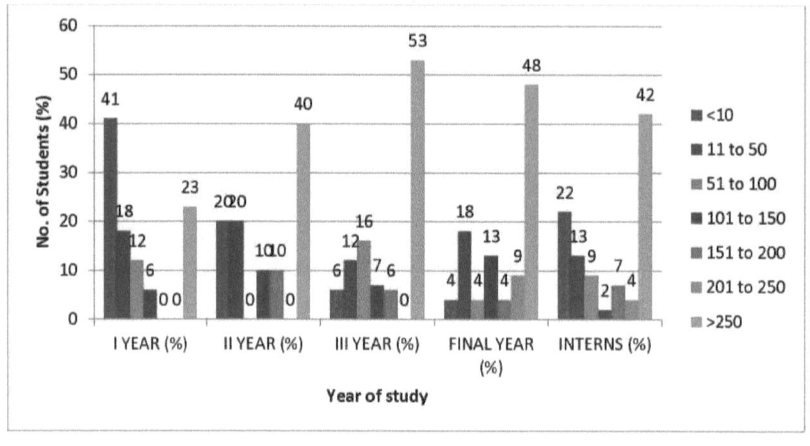

Tabela 11:
Distribuição dos títulos de anticorpos anti-HBs entre todos os estudantes de medicina dentária que foram vacinados, com % entre parêntesis

Anti-HBs Antibody Titres (mIU/ml)	No. of Vaccinated Students (%)
<10	24 (15)
10 to 50	23 (14)
51 to 100	18 (11)
101 to 150	11 (7)
151 to 200	9 (6)
201 to 250	4 (2)
>250	74 (45)

Gráfico 9:

Distribuição dos títulos de anticorpos anti-HBs entre os estudantes de medicina dentária que foram vacinados

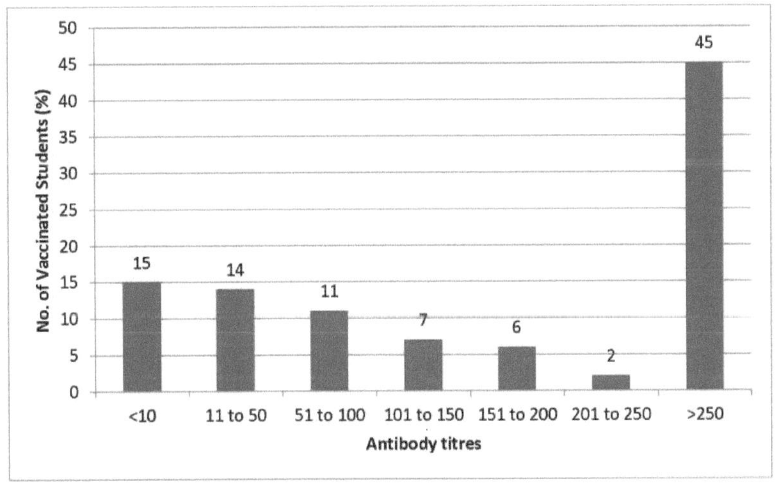

81

Tabela 12:
**Eficácia da vacinação contra a hepatite B com base no estado pós-vacinação dos valores do título de anticorpos
em diferentes intervalos de tempo, com % entre parêntesis**

Antibody Titres (mIU/ml)	Group A (%)	Group B (%)	Group C (%)
<10	0 (0)	0 (0)	24 (71)
10 to 50	0 (0)	16 (31)	7 (20)
51 to 100	0 (0)	15 (29)	3 (9)
101 to 150	0 (0)	11 (21)	0 (0)
151 to 200	0 (0)	9 (17)	0 (0)
201 to 250	4 (5)	0 (0)	0 (0)
>250	73 (95)	1 (2)	0 (0)
TOTAL	77 (47)	52 (32)	34 (21)
Group A: 1 to 4 Years Group B: 5 to 10 Years Group C: > 10 Years			

Gráfico 10:

**Eficácia da vacinação contra a hepatite B com base no estado pós-vacinação dos valores do título de anticorpos
em diferentes intervalos de tempo**

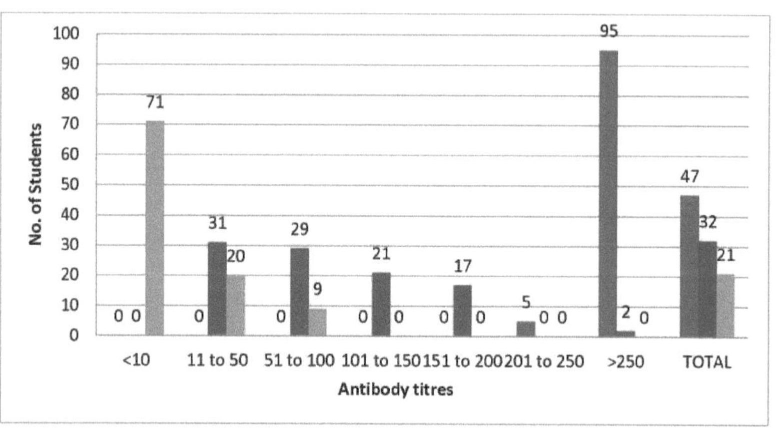

Mesa 87:
Correlação entre os títulos de anticorpos e os intervalos de tempo pós-vacinação

Group A: 1 to 4 Years Group B: 5 to 10 Years Group C: > 10 Years			Group			Total
			A	B	C	
Anti-HBs Antibody Titres (mIU/ml)	<10	Count	0	0	24	24
		%	0.0%	0.0%	70.6%	14.7%
	10-50	Count	0	16	7	23
		%	0.0%	30.8%	20.6%	14.1%
	51-100	Count	0	15	3	18
		%	0.0%	28.8%	8.8%	11.0%
	101-150	Count	0	11	0	11
		%	0.0%	21.2%	0.0%	6.7%
	151-200	Count	0	9	0	9
		%	0.0%	17.3%	0.0%	5.5%
	201-250	Count	4	0	0	4
		%	5.2%	0.0%	0.0%	2.5%
	>250	Count	73	1	0	74
		%	94.8%	1.9%	0.0%	45.4%
Total		Count	77	52	34	163
		%	100.0%	100.0%	100.0%	100.0%

		Value	Approx. Sig.
Nominal by Nominal	Phi	1.269	.000
	Cramer's V	.897	.000
N of Valid Cases		163	

6. DISCUSSÃO

A infeção por hepatite B é um dos principais problemas de saúde pública a nível mundial e é a décima principal causa de morte. Segundo a OMS, a infeção por hepatite B é a infeção hepática mais comum do mundo, causada pelo vírus da hepatite B (VHB). Na Índia, a prevalência da hepatite B na população em geral varia entre 2 e 8%, o que coloca a Índia numa zona endémica intermédia para o VHB.[1]

Os profissionais de saúde, especialmente os profissionais de saúde dentária, correm um risco profissional de infeção pelo VHB, uma vez que os procedimentos dentários expõem os profissionais de saúde dentária a sangue, saliva e FGC. Por conseguinte, é provável que apresentem o risco máximo. A infeção pelo VHB é transmitida por picada na pele com agulhas e seringas infectadas e contaminadas ou através da inoculação acidental de quantidades mínimas de sangue durante procedimentos cirúrgicos e dentários. Pode ser prevenida através da adesão estrita a práticas e técnicas normalizadas e da utilização rotineira de precauções de barreira adequadas para evitar a exposição da pele e das mucosas ao manusear sangue e outros fluidos corporais de todos os doentes em contextos de cuidados de saúde.[18,19]

O presente estudo teve como objetivo estimar a seroprevalência do HBsAg e do anticorpo anti-HBs entre estudantes de medicina dentária não vacinados e vacinados.

Vários estudos efectuados em todo o mundo mostraram que a seroprevalência do HBsAg entre os DHCW, incluindo estudantes de medicina dentária, é de 15,4%[44] , 6,6%[52] , 2,6%[74] , 8,5%[77] , 6,8-7,1%[79] , 0,62%[86] . No presente estudo, 78% dos estudantes deram o seu consentimento para participar e a seroprevalência global do

HBsAg foi de 0%, o que foi melhor do que os estudos efectuados no passado. Até à data, nenhum estudo deste tipo apresentou uma seroprevalência de 0%. As razões prováveis para a seroprevalência nula podem ser melhores técnicas de esterilização, a adesão estrita às precauções universais durante a realização de procedimentos dentários e a vacinação contra a hepatite B. Como não houve casos positivos de HBsAg, não foi efectuado o HBeAg, o marcador do grau de replicação viral.

A vacinação contra a hepatite B é a única forma de prevenir a infeção pelo VHB. Com base no historial do estado de vacinação dos estudantes, foram criados dois grupos: estudantes de medicina dentária vacinados e não vacinados. Entre todos os estudantes que consentiram em fazer parte do estudo, apenas 46% estavam vacinados, o que é inferior aos estudos efectuados entre estudantes de medicina dentária em países como o Japão,[67] Irão,[69,94] Brasil.[70,73] Por conseguinte, é necessário sensibilizar mais os estudantes de medicina dentária para a vacinação.

Vários estudos que avaliaram os títulos de anticorpos entre os DHCWs vacinados mostraram que 77,3%,[69] 72,7%,[65] 66,7%,[72] 76,2%[89] dos dentistas vacinados eram completamente imunes à hepatite B, uma vez que tinham títulos de anticorpos protectores e, por conseguinte, eram respondedores. O presente estudo mostrou que 85% dos estudantes de medicina dentária eram imunes à hepatite B. Mas poucos outros estudos mostraram uma percentagem mais elevada de estudantes de medicina dentária que responderam à vacinação. Os que responderam à vacinação variaram entre 95%,[90] 92,3%[91] e 92,5%.[93]

De acordo com estudos realizados por BS Mahawal et al., os níveis protectores de anticorpos anti-HBs diminuíram à medida que o intervalo de tempo após a vacinação aumentou. Um resultado semelhante foi registado por Sunita Tripathy et al. que concluiu que 88% dos estudantes apresentavam níveis de anticorpos protectores no prazo de 5 anos após a vacinação. Os resultados do presente estudo foram consistentes com estes estudos e 47% dos estudantes que foram vacinados entre 1 e 4 anos mostraram excelentes títulos de anticorpos e verificou-se que as taxas de seroprotecção diminuíram significativamente com o aumento do tempo desde a última vacinação. Este facto também parece ser estatisticamente significativo.

Quando se considerou a distribuição geral por género, verificou-se que 77% das estudantes do sexo feminino vacinadas responderam à vacinação. Os resultados do presente estudo foram semelhantes aos dos estudos efectuados por Fang et al.,[96] Mohd. Abdul et al.,[97] e Shruthi Hegde et al.[93] . Outros estudos mostraram que os homens são mais imunes à hepatite B após a vacinação[95] e também não foram registadas diferenças entre os níveis de imunidade dos homens e das mulheres.[90]

A infeção pelo VHB é uma das infecções mais temidas, uma vez que não existe cura permanente após a infeção. Existem várias modalidades de tratamento sintomático, mas não são permanentes nem eficazes em termos de custos. A vacinação profiláctica parece ser a única esperança contra esta infeção.

Entre os vários grupos de indivíduos, os profissionais de saúde e, mais especificamente, os profissionais de saúde que entram em contacto com o sangue e a saliva dos doentes constituem a categoria de alto risco de contrair esta infeção.

Diferentes estudos provaram repetidamente que os profissionais de saúde têm de estar conscientes, tomar precauções e ficar profilaticamente imunes contra esta infeção. O nosso presente estudo também revelou que apenas 46% dos estudantes de medicina dentária estavam vacinados contra o VHB, o que é comparativamente inferior ao de outros países desenvolvidos e melhor do que alguns países em desenvolvimento. Isto implica a necessidade de aplicar regras mais rigorosas e rígidas para melhorar o estado de vacinação deste grupo.

No que diz respeito à seroprevalência do HBsAg, o nosso estudo é o único que indica uma prevalência de 0% entre os PCSB. Tal pode dever-se à pequena dimensão da amostra e a melhores práticas de cuidados de saúde. Verificam-se variações no que diz respeito à distribuição por género do estado de vacinação e dos que respondem à vacinação a nível global. No presente estudo, as mulheres apresentaram um melhor estado de vacinação e foram também as que mais responderam à vacinação. Este facto pode dever-se ao maior número de estudantes do sexo feminino inscritos no estudo. É de esperar um resultado mais fiável se os grupos de estudo forem iguais.

Os títulos de anticorpos no grupo de indivíduos vacinados indicam a eficácia protetora da vacina. Encontrámos um resultado significativamente bom no que diz respeito aos títulos de anticorpos, reafirmando a natureza protetora da vacina.

Assim, o presente estudo, que é o primeiro do género entre os estudantes de medicina dentária indianos, sublinha a necessidade de sensibilização para a infeção pelo VHB, as precauções a tomar e as medidas profilácticas a tornar obrigatórias entre os profissionais de saúde de alto risco.

7.   <u>RESUMO E CONCLUSÃO</u>

Mesmo no início do terceiro milénio, a hepatite B continua a ser um importante problema de saúde pública a nível mundial. Em estudos serológicos realizados em diferentes partes do mundo, foi registada uma maior prevalência da infeção pelo VHB entre os profissionais de saúde, especialmente os cirurgiões dentistas, em comparação com a população em geral. Os profissionais de saúde dentária podem ficar profissionalmente infectados com o VHB através de picadas de agulha ou da exposição a sangue, saliva e FGC, o que pode desencorajá-los de trabalhar com doentes infectados. Até à data, a forma mais eficaz de prevenir a infeção pelo VHB é a vacinação. Como já foi demonstrado, nem todas as pessoas respondem à vacinação contra o VHB, pelo que os profissionais de saúde devem verificar o seu nível de títulos de anticorpos anti-HBs quando é efectuado um programa completo de vacinação. Vários factores contribuíram para uma resposta imunitária ineficaz à vacina contra o VHB nas pessoas que não responderam. A taxa de vacinação é muito variável e a vacinação não foi aceite como um meio provável de eliminação do risco de infeção profissional pelo VHB por todos os profissionais de saúde.

No presente estudo, 78% dos estudantes de medicina dentária deram o seu consentimento para participar no estudo. De todos os estudantes que deram o seu consentimento para participar no estudo, 29% e 71% eram do sexo masculino e feminino, respetivamente. De todos os estudantes de medicina dentária que participaram no estudo, 46% eram vacinados e 54% eram não vacinados. A percentagem de estudantes vacinados era mais elevada entre os estudantes do sexo feminino do que entre os estudantes do sexo masculino. Todos os estudantes de medicina dentária foram submetidos a um rastreio do HBsAg, tendo-se verificado que eram seronegativos para o mesmo. Por conseguinte, um programa de sensibilização contínuo e regular para todos os estudantes seria muito benéfico. Além disso, nem todos os estudantes de medicina dentária foram vacinados contra a hepatite B, o que os torna mais susceptíveis à infeção pelo VHB. Uma vez que os estudantes correm um risco acrescido de contrair lesões durante a realização de procedimentos dentários que envolvam sangue e saliva, os estudantes devem ser imunizados por rotina quando entram na faculdade de medicina dentária. Recomenda-se a adoção de uma política que torne obrigatória, logo no primeiro ano, a educação para a saúde e a vacinação completa de todos os estudantes de medicina dentária contra a infeção pelo VHB.

De todos os estudantes vacinados, 85% responderam e 15% não responderam à vacinação contra a hepatite B. 45% dos estudantes vacinados tinham títulos de anticorpos anti-HBs > 250 mIU/ml, 40% dos estudantes tinham títulos de anticorpos entre 10 e 250 mIU/ml e 15% tinham títulos de anticorpos < 10mIU/ml. 77% dos estudantes do sexo feminino responderam à vacinação, enquanto 23% dos estudantes do sexo masculino responderam à vacinação. A seroprotecção contra a infeção pelo VHB diminuiu significativamente com o aumento do tempo desde a última vacinação devido à diminuição dos títulos de anticorpos anti-HBs. Com base no estado pós-vacinação, foram criados três grupos: Grupo A (1 a 4 anos), Grupo B (5 a 10 anos) e Grupo C (> 10 anos). Dos alunos vacinados, 47% pertenciam ao grupo A, 32% ao grupo B e 21% ao grupo C. Os alunos do grupo A apresentaram títulos de anticorpos elevados, os do grupo B apresentaram títulos de anticorpos moderados a elevados e os do grupo C apresentaram títulos de anticorpos baixos. De acordo com os resultados acima mencionados, para uma população de grupo de alto risco como os DHCWs, que estão em exposição contínua ao HBV, é razoável determinar a resposta de anticorpos anti-HBs um mês após a vacinação. No entanto, a fim de confirmar a persistência da proteção imunitária, recomenda-se vivamente a deteção dos títulos de anticorpos anti-HBs 5-10 anos após a vacinação.

Assim, concluímos que os PCSB correm um risco elevado de contactar a infeção pelo VHB. Por conseguinte, deve ser obrigatória uma educação e uma avaliação exaustivas do seu estado em relação ao VHB à entrada na profissão. Recomendamos também que a instituição da vacinação, juntamente com as doses de reforço, seja rigorosamente aplicada a todos os estudantes.

REFERÊNCIAS

1. Previsani N, Lavanchy D. Organização Mundial de Saúde. Hepatite B (WHO/CDS/ CSR/LYO/2002.2). 2002

2. Pruss-Ustun A, Rapiti E, Hutin Y. Estimation of the global burden of disease from sharps injuries to health-care workers. Am J Ind Med 2005;48:482-490.

3. Werner BG, Grady GF. Inoculações acidentais positivas para o antigénio de superfície da hepatite B: Utilização do antigénio e para estimar a infecciosidade. Ann Intern Med 1982;97:367-369.

4. Lauer JL, VanDrunen NA, Washburn JW, Balfour HH Jr. Transmissão do vírus da hepatite B em áreas de laboratórios clínicos. J Infect Dis 1979;140:513-516.

5. Serviço de Saúde Pública dos EUA. Updated U.S. Public Health Service Guidelines for the Occupational Exposures of HBV, HCV, and HIV and Recommendations for Postexposure Prophylaxis (Diretrizes actualizadas do Serviço de Saúde Pública dos EUA para exposições profissionais ao HBV, HCV e VIH e recomendações para profilaxia pós-exposição). MMWR Recomm Rep 2001;50:1-52.

6. Hollinger FB, Liang TJ. Vírus da Hepatite B. In: Knipe DM et al., eds. Fields Virology, 4th ed., Philadelphia, Lippincott Williams & Wilkins, 2001:2971-3036. Philadelphia, Lippincott Williams & Wilkins, 2001:2971-3036.

7. Mahoney FJ, Kane M. Vacina contra a hepatite B. In: Plotkin SA, Orenstein WA, eds. Vaccines, 3rd ed. Filadélfia, W.B. Saunders Company, 1999:158-182.

8. Robinson WS. Vírus da hepatite B e vírus da hepatite D. In: Mandell GL, Bennett

JE, Dolin R, eds. Principles and Practice of Infectious Diseases, 4ª ed., Nova Iorque, Churchill Livingstone, 1995:1406-1439. Nova Iorque, Churchill Livingstone, 1995:1406-1439.

9. Ganem D, Schneider RJ. Hepadnaviridae: Os Vírus e a sua Replicação. In: Knipe DM et al., eds. Fields Virology, 4ª ed. Filadélfia, Lippincott Williams & Wilkins, 2001:2923-2969.

10. Organização Mundial de Saúde. Introdução da vacina contra a hepatite B nos serviços de imunização infantil. Genebra, Organização Mundial de Saúde, 2001. Pp76-79

11. Comersen JDS. Quarterly Journal of Medicine 12 NS 139 (Citado por 91 infras) 1943.

12. Blumberg BS. O antigénio da Austrália e a biologia da hepatite B. Science 1977;197:17-25.

13 OMS (1973) Série de relatórios técnicos sobre a hepatite B

14 Szmuness W. Hepatocellular carcinoma and the hepatitis B virus evidence for causal association. Prog Med Viral 1978;24:40-69.

15 Magnius LO e Espmark JA et al. Novas especificidades no distrito de soros positivos para antigénio da Austrália de Le Bouvier determinado. Imm 1972;109:217-221.

16 Comité de Prevenção das Hepatites Virais. Vacinação universal contra a HB até 1997: em que ponto estamos agora? 1998:106-110.

17 Puri P e Srivastava S. Lower chronic hepatitis B in South Asia despite all odds: Contrariando a tendência de outras doenças infecciosas. Trop Gastroenterol

2012;33(2):89- 94.

18 Dutta S. Uma visão geral da epidemiologia molecular do vírus da hepatite B (VHB) na Índia. Virol J 2008;5:156.

19 Organização Mundial de Saúde (2012). Introdução da vacina contra a hepatite B no programa de imunização universal na Índia. Um breve cenário. Disponível em http://www.whoindia.org/en/section6/section8.htm.

20 Abraham P. Viral Hepatitis in India (Hepatite viral na Índia). Clin Lab Med. 2012;32(2):159-74.

21 Thyagarajan SP, Jayaram S, Mohanavalli B. Prevalência do VHB na população geral da Índia. In: Sarin SK, Singal AK, (Eds). Hepatitis B in India: problems and prevention. Nova Deli: CBS;1996.pp.5-16.

22 Murhekar MV, Murhekar KM, Sehgal SC. Alarming prevalence of hepatitis-B infection among the Jarawas-a primitive Negrito tribe of Andaman and Nicobar Islands, Ind J Viral Hepat 2003;10(3):232-233.

23 Murhekar MV, Murhekar KM, Das D et al. Prevalência da infeção por hepatite B entre as tribos primitivas das Ilhas Andaman e Nicobar. Indian J Med Res 2000;111:199-203.

24 Biswas D, Borkakoty BJ, Mahanta J et al. Focos hiperendémicos de infeção por hepatite B em Arunachal Pradesh. India J Assoc Physicians India 2007;55:701-704.

25 Saha MK, Chakrabarti S, Panda S et al. Prevalência da infeção por HCV e HBV entre os consumidores de drogas intravenosas seropositivos para o VIH e as suas esposas não injectoras em Manipur, Índia. Indian J Med Res 2000;111:37-39.

26 Comité de Prevenção das Hepatites Virais. 1997 O relógio está a correr: prazo para a integração da vacinação contra a hepatite B em todos os programas nacionais de imunização. 1996 (Fact Sheet VHPB/1996/1, http://hgins.uia.ac.be/esoc/VHPB/vhfs1.html).

27 Comité de Prevenção das Hepatites Virais. Prevenção e controlo da hepatite B na comunidade. Série Doenças Transmissíveis, 1996, 1.

28 Thornton SM, Walker S, Zuckerman JN. Gestão de infecções pelo vírus da hepatite B em dois gibões e um gorila das planícies ocidentais numa coleção zoológica.
Registo Veterinário, 2001, 149:113-115.

29 Chisari FV, Ferrari C. Hepatites Virais. In: Nathanson N et al., eds. Viral Pathogenesis. Philadelphia, Lippincott - Raven, 1997:745-778.

30 Robinson WS. Vírus da hepatite B. Caraterísticas gerais (humano). In: Webster RG, Granoff A, eds. Encyclopedia of Virology. Londres, Academic Press Ltd, 1994:554-569.

31 Guidotti LG et al. As partículas do nucleocapsídeo do vírus da hepatite B não atravessam a membrana nuclear dos hepatócitos em ratinhos transgénicos. Journal of Virology, 1994, 68:5469-5475.

32 Centro de Controlo e Prevenção de Doenças. Vírus da hepatite B: A comprehensive strategy for eliminating transmission in the United States through universal childhood vaccination: recommendations of the immunization practices advisory committee (ACIP). Morbidity and Mortality Weekly Report, 1991;40: 1-19.http://www.cdc.gov/ncidod/diseases/hepatitis/v40rr13.htm.

33 Centro de Controlo e Prevenção de Doenças. Vacina contra a hepatite B. 1998 (http://www.cdc.gov/ncidod/diseases/hepatitis/b/hebqafn.htm)

34 Lau GK, Piratvisuth T, Luo KX et al. Peginterferon alfa-2a, lamivudine, and the combination for HBeAg-positive chronic hepatitis B. N Engl J Med 2005;352:2682-95.

35 Janssen HL, van ZM, Senturk H et al. Pegylated interferon alfa-2b alone or in combination with lamivudine for HBeAg-positive chronic hepatitis B: Um ensaio aleatório. Lancet 2005;365:123-129.

36 Buster EH, Hansen BE, Lau GK et al. Factores que prevêem a resposta de doentes com hepatite B crónica positiva para o antigénio e da hepatite B ao peg-interferão-alfa. Gastroenterology 2009;137:2002-2009.

37 Flink HJ, van ZM, Hansen BE et al. Treatment with peg-interferon alpha-2b for HBeAg-positive chronic hepatitis B: HBsAg loss is associated with HBV genotype. Am J Gastroenterol 2006;101:297-303.

38 Comité de Prevenção das Hepatites Virais. Relatório VHPB de Antuérpia. Editorial. Controlo das hepatites virais na Europa. Viral Hepatitis, 1996, 4(2), http://hgins.uia.ac.be/esoc/VHPB/vhv4n2.html

39 Barker LF. Transmissão da hepatite sérica. JAMA 1970;211:1509-1512.

40 Rosenberg JL. Hepatite viral como risco profissional para os cirurgiões. J Am Med Asso 1973;233:395.

41 Alter HJ. Profissionais de saúde positivos para o antigénio de superfície da hepatite B. Os seus contactos estão em risco? New Engl J Med 1975;292:1509-1512.

42 Charles P. Epidemiology of hepatitis B in hospital personnels. Am J of Epidemiology 1975;101:59.

43 Broor S, Mehta SK, Koshy A et al. Epidemiologia da infeção pelo vírus da hepatite B numa população selecionada de pessoal hospitalar. Ind J Microbiol 1986;4:245-249.

44 John F Jovanovich MD and Louis D et al. The risk of hepatitis B among select employees in an urban hospital. JAMA 1983;250(14):1893-1895.

45 Scully C. Hepatite B - Uma atualização em relação à medicina dentária. Br Dent J 1985;159:321-328.

46 Lange W. Epidemiologia e importância económica da hepatite B na República Federal da Alemanha. P G Medical J 1987;83(Suppl.2):21-26.

47 Habibulla CM. Risco do vírus da hepatite B em diferentes populações. Ind J Gastroenterol 1989;8(4):45-49.

48 Pruthi HS e Rajagopalan et al. Todos os trabalhadores do sector da saúde necessitam de profilaxia com a vacina contra a hepatite B? Ind J Gastroenterol 1989;18(4):65-69.

49 Glazer RI. Hepatite viral - Um perigo para o cirurgião oral. J Oral Surg 1973;31:504- 508.

50 Editorial. A avaliação, implicação e aplicação da vacina contra a hepatite B. JAMA 1982;2(47):16.

51 Magnius LO e Espmark JA et al. Novas especificações na Austrália Soro positivo para o antigénio do distrito de Le Bouvier determinado. Immunol 1972;109:217-221.

52 Jayalakshmi M e Sundaravelu J. Incidência do antigénio da hepatite B no pessoal dentário e nas amostras dentárias. Dissertação apresentada à Universidade de Madras. 1982. pp.90-93.

53 Rakesh K e Tandon YK et al. Avanços recentes nos vírus da hepatite viral e nos seus marcadores serológicos. Ind J Pediat 1980;47:555-562.

54 Sheila Sherlock. Doenças do fígado e do sistema biliar. 6th Ed. 1981 pp. 162.

55 Dienstag JL, Parcer RH e Alter et al. Non A Non B post transfusion hepatitis. Lancet 1977;1:560.

56 Kaszaa L. Parenteral versus non parenteral transmission of hepatitis B. Lancet 1974;4:1675.

57 Harison. Princípios de Medicina Interna. Décima primeira edição. Mc Graw Hill. 1987 pp. 1325-1358.

58 Joshi BN. Antigénio da hepatite B na hepatite endémica na zona rural. Ind J Med Res 1977;65:476.

59 Schiff ER. Epidemiologia da hepatite viral B. Med Clin North Am 1975;59:835.

60 . Murata Pi, Young LC. Atitudes e comportamentos dos médicos relativamente à imunização contra a hepatite B. J Fam Pract 1993;36:163-168.

61 Smith ER, Banatvala JE, Tilzey AJ. Vacinação contra a hepatite B entre cirurgiões de um hospital universitário de Londres: até que ponto estamos a ir bem? Ann R Coll Surg Engl 1996;78:447-449.

62 Marinho RT, Motmra MC, Pedro M et at. Vacinação contra a hepatite B em pessoal hospitalar e estudantes de medicina. J Clin Gastroenterol 1999;28:317-322.

63 Nasir K, Khan KA, Kadri WM, Salim S, Tufail K, Sheikh HZ, Ali SA. Hepatitis B vaccination among health care workers and students of a medical college. J Pak Med Assoc 2000;50(7):239-243.

64 Kumar KKA, Baghal PK, Shukla CB, Jain MK. Prevalência do antigénio de superfície da hepatite B (HBsAg) entre os profissionais de saúde. Indian J Comm Med 2000;25:93- 96.

65 Ahmed J, Nawaz G, Ali L e Ahmed F. Estado de imunização contra o vírus da Hepatite B e determinação do título de anticorpos anti-HBs em estudantes de medicina e medicina dentária. JPMI 2006;20(2):106-111.

66 Dannetun E, Tegnell A, Torner A, Gieseche J, Cobertura da vacinação contra a hepatite B nos profissionais de saúde suecos. J Hospital Inf 2006;63:201-204.

67 Nagao Y, Matsuoka H, Kawaguchi T, Ide T, Sata M. HBV and HCV infection in Japanese dental care workers. Intern J Mol Med 2008;21:791-799.

68 Sukriti Pati NT, Sethi A, Agrawal K, Agrawal K et al. Baixos níveis de sensibilização, cobertura vacinal e necessidade de reforços entre os profissionais de saúde em hospitais de cuidados terciários na Índia. J Gastroenterol Hepatol 2008;23:1710-1715.

69 Alavian Sm, Izadi M, Zare AA, Lankarani MM, Assari S, Vardi MM. Avaliação do nível do título de anticorpos anti-HBs em dentistas gerais iranianos vacinados. Spec Care Dentist 2008;28(6):265-270.

70 Lins L, Gomes L, Pimentel R, Falcão A, Freire S e Paraná R. Prevalência de Hepatite A, B e C e uso de procedimentos de controle de infeção por profissionais

de saúde bucal em Salvador, Bahia, Brasil. Gazeta Medica da Bahia 2009;79 (Suppl 2):9-12.

71 Singhal V, Bora D, Singh S. Prevalência da infeção pelo vírus da hepatite B nos trabalhadores do sector da saúde de um centro de cuidados terciários na Índia e respetivo estado de vacinação. J Vaccines Vaccin 2011;2:118.

72 Ahmed MS, Chowdahury OA, Khatoon M, Kabir F, Chowdhury AR e Jahan H. Seroprevalência de anticorpos contra o vírus da hepatite em estudantes recém-admitidos da Faculdade de Medicina de Sylhet MAG Osmani. Bangladesh J Med Microbiol 2009;3(1):20-26.

73 Resende RVL, Abreu GMH, Paiva MS, Teixeira R e Pordeus AI. Preocupações com a vacinação contra a hepatite B e o teste pós-vacinação entre dentistas brasileiros Virology Journal 2010;7:154.

74 Panis B, Roumeliotou-Karayannis A, Papaevangelou O et at. Infeção pelo vírus da hepatite B em dentistas e estudantes de medicina dentária na Grécia. Oral Surg Oral Med Oral Pathol 1986;61:343-45.

75 Shrestha SM. Sero Epidemiology of Hepatitis B in Nepal. J Commun Dis 1990:22:27-32.

76 Zahid MA, Rehman K, Janjua IM, et al. Prevalência de Hepatite B em profissionais de saúde num hospital geral. Pak J Med 1991;30:398-400.

77 Moola MH, Samarnayake LP, Cleophas WE. Seroprevalência do anticorpo de superfície da hepatite B no pessoal dentário da África do Sul. Oral Surg Oral Med Oral Pathol 1992;73(3):304-306.

78 Ajayi AO, Komolafe AO, Ajumobi K. Seroprevalência da antigenemia da hepatite

B entre os profissionais de saúde numa instituição de saúde terciária nigeriana. Jornal Nigeriano de Prática Clínica 2007;10(4):287-289.

79 Ottoni CM, Penna FJ, Oliveira CG, Souza CJ. Prevalência de marcadores sorológicos da hepatite B em estudantes de odontologia e cirurgiões-dentistas de Belo Horizonte, Brasil. Gazeta Medica da Bahia1995;118(2):108-114.

80 Chokbunyasit N, Potacharoen O, Sirisanthana F. Prevalência da infeção pelo VHB em enfermeiros e trabalhadores manuais no Hospital Maharaj Nakorn Chiang Mai. J Med Assoc Thai 1995;78(Suppl l):l9-25.

81 Khan GM, Malik MN, Rana K, et al. Profile of hepatitis B surface antigen positivity in health care personnel. Mother and Child 1996;34:135-138.

82 Khurana V. Kar P. Manshararnani N. et at. Diferenças nos marcadores de hepatite B entre o pessoal de saúde clínico e pré-cínico. Trop Gestroenterol 1997;18:69-71.

83 Marinho RT, Motmra MC, Pedro M. et at. Vacinação contra a hepatite B em pessoal hospitalar e estudantes de medicina. J Clin Gastroenterol 1999;28:317-322.

84 El-Zavadi AR, Abe K. Selim O et al. Prevalência da viremia do vírus GB V-C/hepatite 0 entre dadores de sangue, pessoal de cuidados de saúde, hepatite crónica não B não C, hepatite C crónica e doentes em hemodiálise no Egito. J Virol Methods 1999;80:53-58.

85 Pido B, Kagimu M. Prevalência da infeção pelo vírus da hepatite B (VHB) entre os estudantes de medicina da Universidade de Makerere. Ciências da saúde em África 2005;5(2):93-98.

86 Ng KP, Ngeow YF, Rozaninah K e Rosmawati M. Hepatitis B seroprevalence

among University of Malaya Students in the Post-universal Infant Vaccination Era Med J Malaysia 2013;68(2):144-147.

87 Alqahtani JM, Abu-Eshy SA, Mahfouz AA, El-Mekki AA e Asaad AM. Seroprevalência das infecções pelos vírus da hepatite B e C entre estudantes de saúde e profissionais de saúde na região de Najran, no sudoeste da Arábia Saudita: A necessidade de diretrizes nacionais para estudantes de saúde. BMC Saúde Pública 2014; 14:577.

88 Kunal Das , RK Gupta et al. Immunogenicity and reactogenicity of a recombinant Hepatitis B vaccine in subjects over 40 years of age and response to a booster among non responders. World J of gastroenterology 2003;9(5):1132-1134.

89 Alavian SM, Mahboobi N e Mahboobi N. Estado dos anticorpos anti-HBs e alguns dos seus factores associados nos profissionais de saúde dentária da Universidade de Ciências Médicas de Teerão. Hepat Mon 2011;11(2):99-102.

90 Tripathy S, Sati HV, Puspa, Saha S, Shankar R e Singh VK. Study of Immune Response after Hepatitis B Vaccination in Medical Students and Healthcare Workers (Estudo da resposta imunitária após a vacinação contra a hepatite B em estudantes de medicina e profissionais de saúde). Indian J Prev Soc Med 2011;42(3):315-321.

91 Srour IH e Mashlah A. Títulos de antigénio de superfície anti-hepatite B em estudantes de medicina dentária vacinados na Universidade de Damasco. East Mediterr Health J 2012;18(6):630-634.

92.Mahawal BS, Bhai N, Kataria VK, Gulati N e Chandola I. Estimativa do título de anticorpos Anti HBs em adultos durante o período de 5-10 anos após três doses de vacina. IOSR Journal Of Pharmacy and Biological Sciences 2013;7(1):20-23.

93. Hegde S, Praveen BN, Pal S, Shetty SR, Ajila V, Babu S e Harini K. Análise de anticorpos séricos após a vacinação contra a hepatite B para avaliação do risco ocupacional entre estudantes de medicina dentária. Nitte University Journal of Health Science 2014;4(1):52-56.

94. Mosaad M, Al Nozha OM, Yamany H, Amer S. Um inquérito sobre o estado imunitário da hepatite B dos estudantes de medicina da Universidade de Taibah. Jornal de Ciências Médicas da Universidade de Taibah 2014;9(4):301-306.

95. Brian J McMahan et al. Nível de anticorpos e proteção após a vacinação contra a hepatite B - Resultado de um acompanhamento de 15 anos. www.annals.org/cgi 2007.

96. Fang JWS et al. As crianças do sexo feminino respondem à vacina recombinante contra a hepatite B com títulos mais elevados do que os do sexo masculino. Jornal de Pediatria Tropical 1994;40(20):104-107.

97. Md Abdul Ahad et al. Papel da dose de reforço no título de anticorpos após a vacina recombinante contra a hepatite B. Journal of Medicine 2009;10(2):67-76.

98. Holenarasipur Vasanthakumar A e Madonna D'Cruz A. Consciência sobre a imunização contra a hepatite B entre estudantes indianos de medicina dentária pré-clínicos. J Oral Health Oral Epidemiol 2013;2(2):97-101.

99. Bansal M, Vashisth S e Gupta N. Conhecimento e sensibilização para a hepatite B entre os estudantes do primeiro ano de licenciatura de três faculdades de medicina dentária em Haryana. Dental Journal of Advance Studies 2013;1(1):15-17.

100.	Hu SW, Lai HR, Liao PH. Comparação dos conhecimentos e atitudes dos estudantes de medicina dentária em relação ao vírus da hepatite B, ao vírus da hepatite C e aos doentes infectados pelo VIH em Taiwan. AIDS Patient Care STDS 2004;18(10):587-93.

101.	Saini R, Saini S, Sugandha RS. Conhecimento e sensibilização para a infeção por Hepatite B entre os estudantes da Faculdade de Medicina Dentária Rural, Maharashtra, Índia. Anais da Medicina Nigeriana 2010;4(1):18-20.

102.	Alavian SM, Mahboobi N, Mahboobi N, Savadrudbari MM, Azar PS, Daneshvar S. Iranian dental students' knowledge of hepatitis B virus infection and its control practices (Conhecimento dos estudantes de medicina dentária iranianos sobre a infeção pelo vírus da hepatite B e as suas práticas de controlo). J Dent Educ 2011;75(12):1627-1634.

103.	Tirounilacandin P, Krishnaraj S, Chakravarthy K. Hepatitis-B infection: Awareness among medical, dental interns in India (Consciencialização entre estagiários de medicina e medicina dentária na Índia). Ann Trop Med Public Health 2009;2(2):33-36.

104.	Sivarajasingam V, Laszlo J, Ogden GR. Extensão da imunização contra a hepatite B entre estudantes de medicina e de medicina dentária. BMJ 1995;311(6999):231.

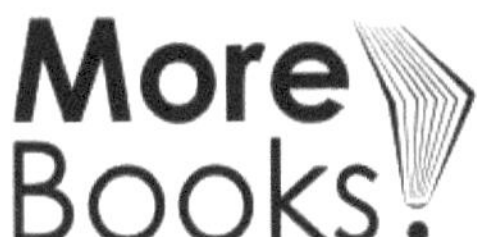

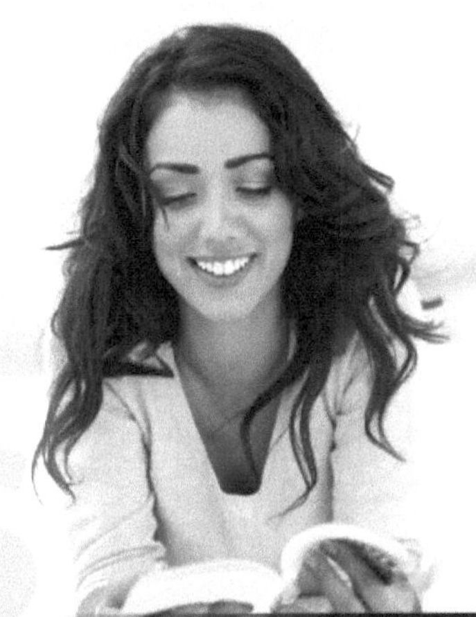

I want morebooks!

Buy your books fast and straightforward online - at one of world's fastest growing online book stores! Environmentally sound due to Print-on-Demand technologies.

Buy your books online at
www.morebooks.shop

Compre os seus livros mais rápido e diretamente na internet, em uma das livrarias on-line com o maior crescimento no mundo! Produção que protege o meio ambiente através das tecnologias de impressão sob demanda.

Compre os seus livros on-line em
www.morebooks.shop

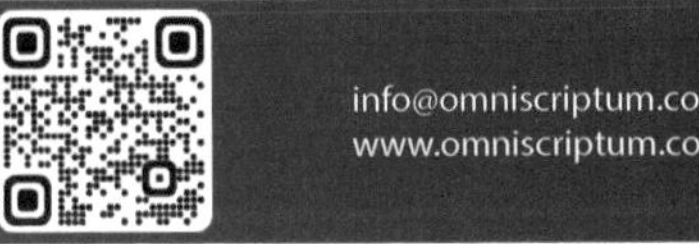

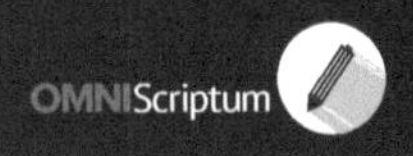